ILLUSIONS ET RÉALITÉS

DE

LA THÉRAPEUTIQUE

PAR

G. PÉCHOLIER

PROFESSEUR-AGRÉGÉ A LA FACULTÉ DE MÉDECINE DE MONTPELLIER, EX-PROFESSEUR
DE CLINIQUE INTERNE A L'ÉCOLE SECONDAIRE DE MÉDECINE D'ALGER, MEMBRE
TITULAIRE DE L'ACADÉMIE DES SCIENCES ET LETTRES DE MONTPELLIER, ETC.

> O nature, nature, quelle doit être ta
> puissance, puisqu'il te faut toute seule
> vaincre les maux qui t'assaillent de toute
> part, et les atteintes de l'ignorance qui
> leur prête des armes !
>
> DESBOIS DE ROCHEFORT.

PARIS

P. ASSELIN, LIBRAIRE, GENDRE ET SUCCESSEUR DE LABÉ
Place de l'École-de-Médecine.

MONTPELLIER

PATRAS, rue du Gouvernement, 1.   S. PITRAT, Grand'rue, 5.

—

1862

e 1

ILLUSIONS ET RÉALITÉS

DE

LA THÉRAPEUTIQUE

ILLUSIONS ET RÉALITÉS

DE

LA THÉRAPEUTIQUE

PAR

G. PÉCHOLIER

PROFESSEUR–AGRÉGÉ A LA FACULTÉ DE MÉDECINE DE MONTPELLIER, EX-PROFESSEUR
DE CLINIQUE INTERNE A L'ÉCOLE SECONDAIRE DE MÉDECINE D'ALGER, MEMBRE
TITULAIRE DE L'ACADÉMIE DES SCIENCES ET LETTRES DE MONTPELLIER, ETC,

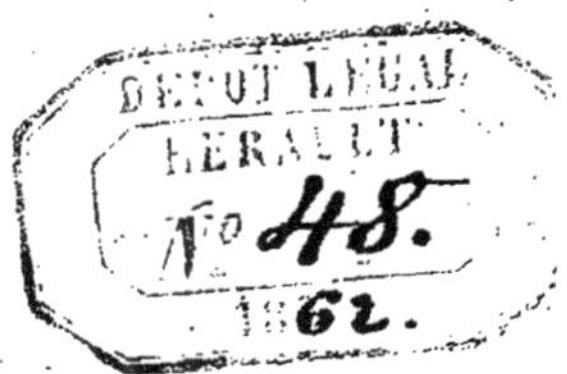

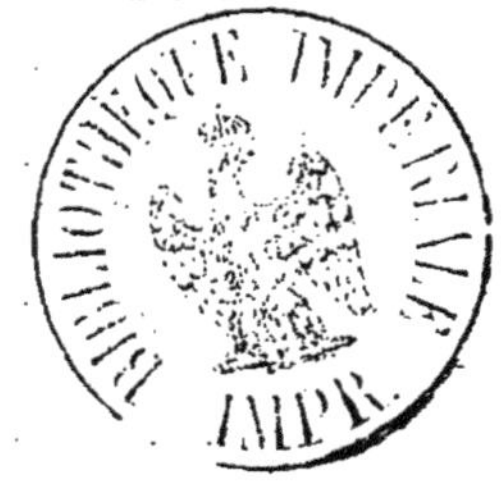

> O nature, nature, quelle doit être ta
> puissance, puisqu'il te faut toute seule
> vaincre les maux qui t'assaillent de toute
> part, et les atteintes de l'ignorance qui
> leur prête des armes !
> DESBOIS DE ROCHEFORT.

PARIS

P. ASSELIN, LIBRAIRE, GENDRE ET SUCCESSEUR DE LABÉ
Place de l'École-de-Médecine.

MONTPELLIER

PATRAS, rue du Gouvernement, 1.   S. PITRAT, Grand'rue, 5.

—

1862

ILLUSIONS

ET

RÉALITÉS DE LA THÉRAPEUTIQUE.

Comme toutes les sciences humaines, plus que toutes les autres peut-être, la thérapeutique a ses illusions. Elle cotoie sans cesse, dans l'application du raisonnement à l'expérience, l'abîme qui pourrait porter pour écriteau le vieil adage : *post hoc, ergo propter hoc.*

Un remède est-il administré, le voilà responsable de tous les changements qui suivront de près, quelquefois même de loin, son emploi. Une généralisation hâtive, des vues *à priori*, d'où l'on espère voir jaillir l'idée d'un nouvel et efficace traitement, ont des entraînements séduisants auxquels il est si difficile de résister !

Science expérimentale, la médecine ne peut se construire que d'après des données où la causalité risque constamment d'être confondue avec le rapport de simple succession [1].

Le *nexus* qui unit intimement l'effet à la cause et le second phénomène au premier, reste invisible aux yeux de l'homme. C'est par une série d'expériences toujours longues, presque

---

[1] L'étude à la fois philosophique et médicale de la cause, étude difficile entre toutes, vient d'être l'objet d'un remarquable mémoire de la part de M. le professeur Jaumes. Nous n'avons pas besoin de le rappeler au souvenir de nos lecteurs.

toujours très-délicates, que la réalité de ce lien mystérieux peut être constatée et établie. Il est par trop aisé, avec un peu d'imagination et l'espérance de trouver, d'en affirmer l'existence ou même de ne pas la discuter et de l'admettre, pour marcher en avant.

Aussi le point de départ solide, non—seulement de la thérapeutique, mais encore de la médecine tout entière et des autres sciences que nous avons appelées expérimentales, c'est l'acquisition d'une notion exacte et pure de la causalité.

La cause, cette forme essentielle et nécessaire de l'entendement humain, a passé à travers les appareils distillatoires de la critique philosophique. Elle a été niée au dernier siècle, non pas peut-être par Condillac bien compris, mais par ses disciples imprudents, les encyclopédistes exclusifs, et surtout par un génie aussi exagéré que puissant, l'anglais Hume. La philosophie médicale en sentit immédiatement le contre-coup. L'un des services les plus incontestables de Barthez, c'est d'avoir reconnu la réalité objective de la cause, quoique avec une circonspection explicable par les tendances scientifiques du temps, et d'en avoir fait la base fondamentale, la pierre sur laquelle s'est relevé l'édifice orthodoxe de la science médicale.

Ces négations vaines et téméraires de la causalité dans le domaine philosophique, ont trouvé une résistance invariable dans les croyances de l'humanité. Il faut même l'avouer, l'opinion populaire s'est toujours imbue d'une exagération opposée. Dans l'intelligence de l'homme illettré et souvent même du savant, dans les généralisations instantanées de la foule, la causalité et la succession sont sans cesse confondues. Que d'explications bizarres! que de théories étranges! A quelles mystérieuses influences n'a-t-on pas attribué les phénomènes qui pouvaient le moins s'y rattacher? Telle guerre féconde en batailles et qui a couvert de cadavres le sol de l'Europe, trouve sa raison dans une éclipse de soleil, et la mort du grand empereur qui a presque réalisé la monarchie universelle, n'a pas d'autre cause que l'apparition dans les cieux d'une brillante comète.

On pourrait sans peine multiplier les exemples, parler du nombre 13, et du vol si dangereux de la corneille partant de votre gauche, qui eût agité le sommeil d'Auguste et troublé la digestion du sceptique poète de Tibur.

Qu'une locomotive déraille, si par malheur l'accident arrive un vendredi, le chauffeur ne pouvait qu'être maladroit ou imprudent ; la cause est toute trouvée. Si c'est le lendemain que le désastre a lieu, nos superstitieux ne seront pas réduits au silence : les voyageurs sont tous partis la veille.

Il est encore une classe d'hommes , je veux parler des joueurs, portés sans cesse à rattacher les uns aux autres les faits les plus disparates. Dans un malheureux tour de roulette, ils ne verront le plus souvent que l'effet nécessaire de la présence désobligeante d'un tiers. Mais un homme au teint fleuri s'assied en souriant à la table : voyez comme ils se rassurent ; leur physionomie devient sereine, et les voilà prêts à tout exposer sur le premier coup immanquable d'un mari de Molière !

Combien d'autres exemples ne pourrions-nous pas citer de vices de raisonnement aussi ridicules. Ces superstitions ont imprégné toutes nos relations, tous nos usages sociaux. Ce n'est point la pâture exclusive des classes ignorantes, elles arrivent jusqu'à avoir accès dans les plus hautes intelligences , et l'enceinte des villes les plus éclairées-leur est librement ouverte. Les chaumières n'en conservent pas le monopole; on les a vues nombre de fois porter l'espoir ou la crainte, la joie ou la douleur, jusque dans le palais des rois.

La thérapeutique, par malheur, n'est pas restée à l'abri de cette déplorable tendance de l'esprit humain. On peut même dire que, de toutes les sciences , c'est elle qui en a ressenti les atteintes les plus fâcheuses. Ses agents, leurs succès et leurs revers ont été de tous les temps et sont restés l'occasion des plus absurdes commentaires, non-seulement en dehors du temple, mais encore au sein des adeptes eux-mêmes.

Aveu singulièrement triste, mais singulièrement facile à expliquer.

Dire que l'appréciation d'une causalité, toujours contingente, est le seul critérium de la thérapeutique, c'est du même coup la proclamer de toutes les sciences la plus ardue et, hélas! la plus faillible.

Aussi, à tous les âges de la médecine, que d'erreurs, que d'illusions; quelles fâcheuses interprétations et quels burlesques systèmes! Sur ce terrain, le vulgaire a constamment déliré, et la science elle-même s'est laissée aller aux plus grotesques aberrations.

Le point de départ, le principe de toutes les illusions thérapeutiques, peuvent se formuler en quelques mots. Ce sera l'argument et le thème de notre Mémoire.

L'organisme vivant présente, pendant l'état de santé, des signes d'une activité incessante. Que la maladie éclate, et cette activité ne s'arrête pas. On voit surgir une série de phénomènes spontanés qui expriment la souffrance ou la résistance de l'économie, et ont pour effet, ou du moins pour but, d'acheminer l'état pathologique vers une bonne ou mauvaise issue. Loin de nous la pensée de ne voir dans la maladie qu'une simple réaction contre une cause intérieure ou extérieure de trouble; mais cette réaction, pour n'être pas toute la maladie, n'en existe pas moins d'ordinaire. La marche active du mal vers sa terminaison est loin de se faire toujours d'une manière lente et graduelle; elle est souvent tumultueuse et se livre à un grand nombre de brusques écarts. Parfois surviennent des mouvements violents que rien ne pouvait faire prévoir, et qui lui impriment les plus rapides et les plus complètes perturbations. L'existence de ces crises est irréfutable et s'appuie aussi bien sur les souvenirs de la tradition médicale que sur les données de la pratique actuelle.

La progression spontanée des maladies étant un fait avéré, reste à la mettre en rapport avec la thérapeutique.

Un sujet est soumis à une médication quelconque, et, dès cet instant, dans l'opinion vulgaire et dans celle d'un trop grand nombre de médecins, cette médication est réputée la cause de tous les phénomènes ultérieurs, qu'ils soient ordinaires à la maladie ou qu'ils soient insolites et bizarres ; c'est le plus souvent à la condition que les phénomènes suivent d'assez près l'intervention médicale, mais quelquefois aussi quand un temps considérable s'est depuis lors écoulé. L'issue est-elle heureuse, c'est tout bénéfice pour l'agent thérapeutique et pour celui qui l'a administré ; est-elle funeste, tant pis pour tous les deux : l'évolution régulière de la maladie, effet du remède ; les perturbations insolites, effets du remède ; les efforts médicateurs de la nature, les crises, effets du remède encore. L'activité interne de l'économie est rigoureusement niée ; celle-ci n'est plus qu'une masse inerte susceptible d'incitations extérieures.

De même, dans l'étude de la pathogénie, la circonstance la plus futile, pourvu qu'elle ait agi la dernière, est proclamée efficiente par le plus grand nombre, qui se complaît à méconnaître les causes vraiment mises en jeu.

Tous les jours nous entendons dire : Tel sujet sérieusement atteint a été guéri par une friction, tel autre par un cataplasme, un troisième par de la tisane. Si, dans ces chants de triomphe, il y a autre chose que le contentement légitime d'avoir su livrer le malade à ses ressources et de n'avoir pas empêché sa guérison par une médication intempestive, c'est un absurde paralogisme ou une ridicule gasconnade scientifique.

En résumé, attribuer à l'intervention thérapeutique des actes vitaux essentiellement spontanés ; rattacher la guérison du malade à des remèdes qui peuvent n'avoir eu d'autre mérite que celui de ne pas être tout à fait propres à l'empêcher ; rapporter enfin à de prétendues causes des effets qui ne leur appartiennent pas, telle est la substance des illusions malheureusement trop fréquentes et trop dangereuses que nous venons chercher à dissiper : *Post hoc*, dit la logique, *non ergo propter hoc*.

Pour le moment, et comme entrée en matière, il nous suffit de citer deux exemples du funeste sophisme que nous voulons combattre.

Dernièrement nous étions appelé auprès d'un phthisique parvenu à la dernière période de sa maladie. Comme presque tous les infortunés de son espèce, après avoir désespéré de la vie, il avait vu l'espoir affluer de nouveau dans son âme et lui rendre toute sa sérénité. Ce qui l'encourageait surtout, c'était le retour de la sueur aux pieds. Elle avait disparu, et de là venait le mal ; mais depuis je ne sais quelle tasse de jus de carotte, prise par le conseil d'une commère voisine, elle s'était merveilleusement reproduite. Hélas ! cette sueur, qui, non—seulement occupait les pieds, mais qui avait encore envahi tout le corps, ne dépendait en rien de l'innocente boisson ; elle n'était que la conséquence de la fièvre hectique, et, loin d'inspirer un heureux augure, elle annonçait la mort.

Voici une seconde erreur beaucoup plus grave, car elle vient d'un médecin instruit, pour lequel nous professons une complète estime.

Ce confrère nous raconta un jour qu'il possédait un remède presque infaillible contre le vomissement : c'était l'iodure de potassium. Il avait formé sa conviction dans une circonstance trop importante et trop grave pour qu'elle ne fût pas à tout jamais présente dans son esprit.

« Une vieille femme, nous dit-il, avait une hernie étranglée. On appela un chirurgien qui proposa l'opération et qui, ayant vu sa proposition repoussée, se retira. Deux jours s'étaient passés et l'état avait singulièrement empiré. On vint me chercher. Je trouvai cette pauvre vieille femme dans une situation désespérée : vomissements incoercibles de matières fécales, pouls à peine sensible, membres glacés. Impossible de songer à un débridement; la famille et la malade n'en voulaient pas, et d'ailleurs les forces étaient trop profondément affaissées. Nonobstant, je ne voulus pas imiter l'exemple du confrère précédemment appelé, et je résolus de tenter quelque chose en faveur de la malade. Frappé d'une sorte d'illumination , je prescrivis une potion avec l'iodure de potassium.

»Quelques heures après , sous l'influence de ce remède , se produit une véritable résurrection. Les vomissements s'arrêtent comme par enchantement ; la chaleur et le pouls se raniment, les forces se relèvent, et la malade est sauvée.

»Ce jour-là, naquit ma confiance en la vertu anti-émétique de l'iodure de potassium. Guidé par ce premier succès, j'ai été conduit à l'employer d'une manière générale contre tous les vomissements, et j'en ai retiré de grands avantages. »

Ce récit nous avait laissé passablement incrédule , lorsque quelques mots qui furent ajoutés nous ouvrirent les yeux. Notre confrère nous parla vaguement d'un abcès qui s'était ouvert dans les parois du ventre , au niveau de la hernie , et de l'établissement consécutif d'un anus anormal , qui depuis s'était fermé, grâce à des soins minutieux et prolongés.

Le rétablissement du cours des matières fécales par l'anus anormal spontanément créé , telle était la cause de la résurrection attribuée à l'iodure de potassium. Celui-ci n'avait pas eu plus d'influence sur l'état de la malade que le renversement d'une salière sur la santé ultérieure des convives témoins de cet événement.

Ce vice de raisonnement, dont nous nous contentons en ce moment de donner deux exemples, nous l'avons déjà vu se produire

un nombre incalculable de fois. Il nous a été donné, circonstance
très-heureuse, de voir pratiquer la médecine, dans des pays divers, par des hommes imbus des doctrines les plus opposées, et
nous avons été témoin des plus bizarres et des plus incroyables
erreurs thérapeutiques. Celles-ci sont beaucoup plus fréquentes
que les esprits optimistes ne veulent bien le penser, elles ont
trop souvent les plus tristes conséquences; aussi croyons-nous
remplir un véritable devoir en les signalant ouvertement et dans
toute leur plénitude, et en déchirant le voile qui recouvre de funestes illusions.

Mais je vois d'avance certaines objections se produire avec une
grande énergie.

—Prenez garde, me dira-t-on; en insistant sur les illusions
de la thérapeutique, vous nous ferez croire que vous êtes un sceptique et que vous ne croyez pas à la médecine !—

Attaque injuste, vaine objection ! La science la plus vraie dans
ses principes peut être très-susceptible d'erreur, témoin la philosophie. C'est parce que je crois chaleureusement à la puissance
de mon art; c'est parce que je suis convaincu de la réalité véritable de la thérapeutique sainement conçue et restreinte dans de
certaines limites, que je viens combattre ceux qui exagèrent et
dénaturent son influence et qui tendent à ruiner son crédit par
leurs déplorables excès. Je viens combattre ceux qui nient le
dogme hippocratique de la nature médicatrice et l'activité incessante de l'organisme vivant. Je viens combattre les esprits
brouillons qui, ayant renié toute doctrine, se livrent à une expérimentation sans frein et n'ont d'autre boussole dans leurs dangereuses tentatives que cette prétendue Méthode Numérique, opprobre de notre science et fléau de l'humanité souffrante.

Oui! je suis sceptique, et je m'en fais gloire ; j'accepte difficilement les innombrables conquêtes de la thérapeutique qui s'entassent quotidiennement dans les journaux de médecine. Mais mon

scepticisme est celui de Descartes ; c'est le doute comme point de départ, mais le doute qui cherche à arriver et qui arrive à des affirmations.

Derrière cette confiance excessive qui accepte avec enthousiasme les nouveautés les moins rationnelles et qui, niant l'activité du système vivant, essaie tous les remèdes au hasard et n'a d'autre *criterium* que des additions impossibles, se cache, au contraire, un doute funeste, parfois coupable, le scepticisme de Pyrrhon. Je suis pour le scepticisme de Descartes contre le scepticisme de Pyrrhon ; je suis pour la thérapeutique aux principes traditionnels contre la thérapeutique turbulente et aveuglément novatrice.

—Nous y voilà! s'écrie en ce moment mon interlocuteur ; je vous tiens : vous niez le progrès ; vous voulez cristalliser la médecine dans un passé immuable et l'immobiliser dans une mortelle stagnation ?—

Le progrès, comment le nier! comment vouloir arrêter dans son essor l'activité de l'intelligence humaine ou triompher de la stérilité de ses efforts ! Bien contraire est ma pensée. Otez le désir du progrès, et vous n'avez pas seulement le *statu quo*, vous avez le retour humiliant en arrière. Faire avancer la science, chercher à pénétrer les mystères de l'inconnu, est pour l'esprit un devoir presque aussi nécessaire que celui de posséder la connaissance des conquêtes du passé. Mais le progrès, le seul progrès possible, a pour point de départ un certain nombre de données acquises par des siècles de labeurs : l'œuvre du passé est la base des travaux de l'avenir. On ne peut, en particulier, admettre, sans désespérer de l'esprit humain, que depuis les premiers âges de la médecine elle ne s'est nourrie que de faussetés et de mensonges, et qu'il faut faire table rase des principes fondamentaux auxquels s'est ralliée la série des hommes illustres qui ont excellé dans notre art. Il est une autorité plus grande que celle du plus brillant des novateurs, c'est celle de la grande tradition qui, au milieu des plus inconcevables divagations, s'est perpétuée dans la masse des adeptes, depuis Hippocrate jusqu'à nos jours. J'admets donc avec enthousiasme l'idée du progrès, mais du progrès qui respecte les idées définitivement acquises à la science. Je crois que l'expérimentation est un moyen puissant de ce progrès, mais nous verrons à quelles limites il faut la restreindre.

— Enfin, me diront quelques-uns : Oui ! nous le concédons, la thérapeutique a des illusions ; souvent elle prône l'emploi d'a-gents dans lesquels elle ne peut avoir une grande confiance, et elle leur attribue des effets vraiment fort douteux. Mais toutes les vérités sont-elles bonnes à dire ? L'illusion n'est-elle pas pour certains malades incurables le plus grand des bienfaits ?

C'est ainsi qu'on a souvent dit aux contagionnistes : Prenez garde de répandre dans le vulgaire cette terrible idée de la con-tagion : que d'effroi ! que de lâchetés ne prépareriez-vous pas !

De pareilles concessions sont fâcheuses, à mes yeux ; elles sont même coupables.

Le mensonge peut être l'arme de l'erreur, il ne doit jamais être celle de la vérité. Une science, c'est-à-dire une collection raisonnée d'un certain nombre de principes vrais, ne peut que gagner et s'accroître par l'acquisition d'une réalité nouvelle. Et d'ailleurs, est-il en notre pouvoir d'ébranler ces précieuses illusions qui viennent engourdir les souffrances des malheureux voués à une mort lente et certaine, et en voiler pour eux les approches !... Elles ne sont pas le résultat de connaissances scientifiques, elles n'ont rien de logique, elles sont une tendance naturelle de l'esprit humain, un bienfait de la Providence qui en a fait la consolation d'êtres infortunés entre tous. Refuserais-je toute effi-cacité à la thérapeutique — et Dieu me garde d'une pareille erreur, — que mes négations et mille autres négations plus au-torisées que les miennes n'ébranleraient pas un de ces célestes abus de confiance !

Mais pourquoi perdre du temps à nous défendre, quand nous revient le droit d'accuser ? Que sont ces petites objections, si faciles à réfuter, en présence de cette grande affirmation que , l'histoire à la main , nous nous faisons fort d'établir.

Les illusions de la thérapeutique, la confiance exagérée au pouvoir de ses agents , la négation des actes curateurs spontanés de la nature et l'emploi sans règle ni mesure de médications énergiques, ont en général, dans l'issue des maladies, les plus funestes effets. Les médecins impétueux, ne sachant pas distinguer, dans les états pathologiques, ce qui est bon d'avec ce qui est mauvais, ce qui doit être attaqué d'avec ce qui est inattaquable, et se plaçant en face du mal pour le juguler impitoyablement , sont la cause des plus terribles catastrophes. Un de ces athlètes insensés , et c'est un chirurgien célèbre , s'écriait un jour, en présence de l'insuccès constant d'un procédé opératoire : « Je l'emploierai, jusqu'à ce que j'aie réussi une fois. » Et il tint parole après vingt cadavres. En de pareilles mains qu'est notre science, sinon le trop célèbre *jus occidendi impune ?*

Et c'est la médecine qu'ils ont ainsi travestie et dénaturée ! elle, la science bienfaisante par excellence, qui doit tendre toujours vers un but utile ; la science qui, si elle n'est que trop souvent impuissante à guérir, a du moins mission de soulager et de consoler ! Signalons donc ouvertement d'aussi tristes et d'aussi coupables déviations, pour les rendre de plus en plus rares et même impossibles.

Cependant, si nous n'avions en vue que des erreurs tellement graves, notre travail serait court et facile, car les grandes exagérations se réfutent d'elles-mêmes. Mais toutes les illusions thérapeutiques ne sont pas si aisément reconnues ; il s'en faut qu'elles entraînent toujours un détriment pour les malades. Il en est de parfaitement inoffensives à ce point de vue. Quelques tasses de jus de carotte n'avaient pas accéléré la fonte tuberculeuse, dans le cas du phthisique dont nous avons parlé, et l'iodure de potassium ne contraria en rien la gangrène de l'intestin, chez la vieille femme qui dut la vie à un anus anormal. Les sophismes thérapeutiques de ce genre sont, par bonheur, de beaucoup les plus nombreux; mais, s'ils sont sans danger à l'égard des malades, ils ne le sont pas à l'égard de la science, qui a bien ses droits. Ils l'encombrent d'une foule de recettes mensongères auxquelles on attribue une efficacité qui ne leur appartient pas; ils étalent de fausses richesses, sous lesquelles se voile une réelle pauvreté; ils vicient le jugement de bien des médecins qui, de prudents et pacifiques qu'ils étaient dans leur pratique, deviennent turbulents à mesure qu'ils perdent de vue la véritable cause de la guérison des malades. C'est ainsi que, des inconvénients moins graves, on arrive, par une transition insensible, à ceux qui le sont davantage; c'est ainsi que les fautes contre la science deviennent peu à peu des agressions contre les malades.

Il semble que le moment est arrivé où bien des illusions trop longtemps caressées doivent à jamais disparaître. En histoire, dans les sciences, en médecine, notre époque est marquée par un immense amour de vérité et de précision. Malheureusement, on a jusqu'ici cherché à établir sur de mauvaises bases la précision médicale. Ce n'est pas sans étonnement qu'on peut lire au commencement du remarquable livre de M. Briquet, sur le *quinquina*, la phrase suivante: «Je me suis efforcé de faire du quinquina, et surtout de ses alcaloïdes, un véritable instrument dont la portée et le mécanisme peuvent être déterminés d'une manière en quelque sorte mathématique [1]. » Rechercher pour un médicament une certitude de ce genre, est un problème tout aussi insoluble que celui de la quadrature du cercle. Chaque science

---

[1] *Traité thérapeutique du quinquina et de ses préparations*, par P. Briquet. Paris, 1853, pag. v.

possède son *criterium*, et nous aurons à déterminer celui de la thérapeutique. Si, dans son domaine, vu la contingence constante des causes et des effets, nous croyons impossible de préciser des *certitudes*, dans le sens philosophique de ce mot, du moins nous jugeons indispensable de préciser les *incertitudes*. C'est déjà beaucoup de savoir douter et de perdre ce ton tranchant que l'on emporte des bancs de l'école. Lorsque nous sommes contraints parfois, dans l'intérêt de nos malades, à user de médicaments inertes, ou peu s'en faut, il est important que nous ne soyons pas nos propres dupes. On doit en finir avec la superstition et la crédulité. Guerre à l'erreur, guerre au mensonge!

Ces préliminaires révèlent clairement le but que nous nous proposons.

L'esprit humain interprète trop fréquemment d'une manière vicieuse la causalité. La thérapeutique, fondée tout entière sur l'étude de pareils rapports, a été pleine de tout temps et est pleine encore aujourd'hui de dangereuses illusions; nous voulons le prouver par les enseignements de l'histoire et de la pratique contemporaines.

Mais là ne doit point se borner notre tâche: ayant démoli, nous chercherons à reconstruire; après avoir démontré comment la thérapeutique arrive à l'erreur, nous démontrerons comment elle peut arriver à la vérité.

De là, pour nous, la nécessité de diviser notre travail en deux parties. Dans un premier paragraphe nous nous occuperons des illusions de la thérapeutique; dans un second nous nous efforcerons d'en établir les réalités.

§ I. Illusions de la thérapeutique.

Qui de nous ne s'est un jour arrêté, frappé d'étonnement et d'admiration, devant ces énormes *in-folio*, fruits des labeurs de nos pères, et que les siècles passés ont légués au nôtre comme le magnifique témoignage de vies consacrées tout entières à l'étude et comme un stimulant pour notre molle paresse?

Hé bien! un de ces *in-folio*, le plus gros et le plus bourré de pages, un de ces terribles projectiles qui dans les mains du chanoine Évrard eût fait frissonner le sacristain Boirude, ou terrassé l'infortuné Sidrac, serait rempli, et au-delà, si l'on voulait seulement y énumérer toutes les illusions thérapeutiques dans lesquelles se sont complu et prélassés, à toutes les époques, la foule des médecins.

Que le lecteur complaisant se rassure; cet *in-folio*, il n'entre pas dans notre intention de l'écrire.

Il est une synthèse dans laquelle peuvent se renfermer les détails. Un mot en dira assez à l'imagination de chacun, pour suppléer à tout ce que nous passerons sous silence. Ce qui a été affirmé des philosophes, on peut à bon droit l'étendre aux médecins : *Nihil tam absurdum dici potest quod non dixerit aliquis medicorum.* Nous n'allons présenter qu'un court résumé d'erreurs innombrables. Nous le croyons éminemment utile, et voici pourquoi :

Les erreurs des siècles passés sautent aisément aux yeux et font rire, parce que leur accoutrage est d'ordinaire singulier et même grotesque; l'erreur présente qui s'habille des préjugés actuels est beaucoup plus difficile à saisir. Nous plaisantons sur les vertus thérapeutiques de l'*or potable*, et l'on discute encore sur le prétendu pouvoir fébrifuge du sel marin. Si nous démontrons que le sophisme qui a accrédité l'un et l'autre dans la confiance des praticiens est identique, le discrédit de l'un retombera nécessairement sur l'autre. *Nil sub sole novum*, avant comme depuis Salomon. L'erreur est un cercle fatal dans lequel roulent sans cesse tous ceux qui sont sortis du droit chemin de la vérité, et leur prétention de faire du nouveau n'aboutit d'ordinaire qu'à reproduire des idées mille fois vaincues et terrassées !

Il est impossible de jeter les yeux sur une gravure de mode datant de soixante ans, sans être pris d'un fou rire à la vue des parures de celles qui faisaient palpiter le cœur de nos grands-pères ; de même on ne peut rester sérieux jusqu'au bout lorsqu'on lit la composition de bien des remèdes auxquels les anciens se croyaient redevables de la vie. Les choses d'aujourd'hui seront-elles préservées d'un pareil destin ? Nous n'en avons qu'un faible espoir ; et si la vaste rotondité des robes de nos femmes, qui nous récrée agréablement les yeux, est destinée sans doute à dérider nos petits-enfants, nos fantaisies homœopathiques ou autres risquent fort de leur désopiler la rate.

C'est à ce titre, et pour que les illusions du passé nous éclairent sur celles du temps présent, qu'il faut interroger l'histoire et lui emprunter des enseignements.

Nous allons lui demander ce qu'est devenue la thérapeutique, en passant à travers tous les systèmes qui ont été aux prises ? Qu'est-elle devenue entre les mains des Dogmatiques, des Empiriques, des Méthodistes, aux temps anciens, et dans les écoles modernes qui ont remis à neuf ces systèmes ou en ont créé de nouveaux ? Et lorsque nous verrons le sang versé à torrent par les uns, la saignée toujours repoussée par les autres, ceux-ci purgeant à blanc et ceux-là traitant les purgatifs d'excitants incendiaires, l'un bornant la médecine à des frictions, un autre à des sangsues, un troisième à des globules inertes ; lorsque nous verrons les remèdes les plus impuissants proclamés les rois de la thérapeutique, et le monde civilisé prononçant leur nom avec vénération, nous

nous prendrons à réfléchir profondément. Et nous nous dirons ensuite que, si après ce chaos de contradictions et d'erreurs, l'univers n'a pas été dépeuplé, c'est que la thérapeutique n'a pour faire le bien ni pour faire le mal ce pouvoir souverain et exclusif que beaucoup lui ont attribué. Au milieu de ces vicissitudes et de ces révolutions, une constante, si l'on me permet le langage de l'algèbre, est demeurée : la nature médicatrice. Aidée par les uns, contrariée par les autres, abandonnée souvent à ses seuls efforts, c'est à elle que revient l'honneur du plus grand nombre des victoires contre la mort.

On est d'autant plus étonné de la multitude d'erreurs dans lesquelles est tombée la thérapeutique, que son principe fondamental, celui qui dans ses explorations doit lui servir de boussole, a été formulé par le Père de la médecine. En écrivant ces mots éternellement vrais, et qui se sont trouvés depuis dans la plupart des bouches : νούσων φύσις ἰητήρ, le Vieillard de Cos a constitué la science sur son véritable terrain, où les illusions auraient semblé ne pas pouvoir l'atteindre. Quels admirables préceptes n'en déduit-il pas, et quels enseignements mémorables pour ses sucesseurs [1] ! A ce dogme se rattache celui des crises, qui lui est inti-

---

[1] Quand nous célébrons ainsi la thérapeutique d'Hippocrate, nous avons en vue les principes et non les applications de détail. Si les premiers ont été admirablement formulés par lui, à tel point que ses successeurs ont dû les conserver comme un code immuable à moins de dév·er, les secondes se sont considérablement accrues. La matière médicale, pauvre dans l'école de Cos, s'est ajouté de grandes ressources. Le quinquina seul aurait-il manqué à Hippocrate, que ce serait pour sa pratique un immense désavantage sur la nôtre? On a remarqué combien était grande la mortalité dans certaines épidémies rapportées par lui, et il n'y a là rien d'étonnant. Il pratiquait dans un pays où les fièvres paludéennes sont endémiques et très-graves, et il manquait du seul remède qui en pareil cas possède une véritable efficacité. La mort de beaucoup de ses malades était pour ainsi dire fatale. Que ferions-nous en Afrique et même dans la midi de la France sans le quinquina ?

mement lié , ainsi que l'admirable aphorisme, sa conséquence directe : *Quo natura vergit, eo ducendum.* Et cependant, malgré son puissant génie, telle est l'infirmité de l'esprit humain, même le plus élevé, qu'Hippocrate se précipite dans les plus inconcevables illusions thérapeutiques. Lui qui semble capable, entre tous, de séparer l'effet des remèdes, des efforts curateurs de l'organisme, il exagère ceux-là et leur attribue des conséquences auxquelles ils sont complètement étrangers. Tant est difficile, en médecine pratique, l'appréciation de la causalité ; tant se glisse aisément le sophisme que nous cherchons à démasquer !

Prenons un de ses plus beaux ouvrages, celui où il a plus spécialement condensé ses préceptes thérapeutiques. Il suffit de relire le traité intitulé : *Victus ratio in acutis,* pour y trouver à côté de conseils admirables, des assertions au premier chef erronées. N'est-il pas certain, entre autres choses, que le Vieillard de Cos attribue à sa *ptisane*[1] des effets qui lui sont complètement étrangers, et qui reconnaissent pour cause principale l'activité spontanée de l'organisme vivant. Voyez quelle prolixité quand il s'agit de vanter les qualités de sa boisson favorite : « *Lentorem habet levem, continuam, suavem ac lubricam, mediocriter humescentem, sitim minime inferentem, et si quid elui indiget, probe abluentem, neque adstringit, nec malam turbationem affert, neque in ventre intumescit. Nempe inter coquendum, quoad maxime fieri potuit, intumuit*[2]. »

---

[1] Qu'on ne m'objecte pas, ce que je sais fort bien, que la ptisane a nonseulement pour lui une action thérapeutique , mais qu'il la donne encore, à bon droit, comme un aliment. L'étude du traité en question démontre qu'il recommande spécialement la décoction d'orge plus ou moins épaisse, et non tout autre aliment qui pourrait avoir la même vertu nutritive. Il parle de malades qui se sont fort mal trouvés de substituer d'autres substances à l'orge. Celle-ci est donc , à ses yeux, pour beaucoup dans les merveilleux effets qu'il signale.

[2] *Œuvres d'Hippocrate,* traduction latine de Foës, tom. I, pag. 113. — Paris, chez Gautret ; 1838.

Ne soyez donc pas étonné des magnifiques effets que vous allez lui voir produire : « *Apud eos qui ptisana integra utuntur, pleureticorum dolores statim sponte desinunt , ubi ii quid effatu dignum spuere et expurgari cœperint , purgationes longe perfectiores sunt et minus purulenti evadunt, quam si aliam quis victus rationem instituat; præterea judicationes simpliores fiunt, meliusque judicantur, et minus revertuntur*[1]. Malheureusement, comme en ce monde il faut à tout une compensation, voilà que ce remède, si énergiquement favorable, va, par son emploi intempestif, produire des effets terribles : « *Qui tota utuntur ptisana, septimo die ac citius moriuntur, partim quidem mente læsi, partim vero erectæ cervicis spiratione (orthopnæam dicimus) et stercore suffocati.... ipsis mortuis latus lividum plagæ non absimile deprehenditur, cujus rei hæc causa est, quod prius quam dolor solvatur, ægri moriuntur*[2]. »

Attribuer ainsi, au nom de l'expérience, des effets considérables en bien ou en mal à la boisson la plus inoffensive, c'est prendre la succession pour la causalité, c'est rapporter à une prétendue cause des conséquences produites par toute autre circonstance, et probablement par la marche spontanée de la maladie. Si, dans les premiers cas, la décoction d'orge a été suivie d'événements heureux, ce succès fait honneur à la sagesse du médecin qui, voyant les forces médicatrices suffisantes, a eu le bon sens de n'employer aucun remède actif, et de laisser la nature complètement livrée à elle-même ; il a eu le mérite, plus grand qu'on ne le pense, en présence des préjugés humains, de ne pas nuire ; *saltem non nocere !* Si, dans le second cas, l'issue a été tragique, il faut en accuser l'impuissance de l'art, qui n'a eu à sa disposition aucun remède actif, et celle de la nature. Prenons un exemple : Un malade est

---

[1] *Loc. cit.*
[2] *Loc. cit.*, pag. 114.

atteint de cette forme de fièvre intermittente, d'abord simple, qui devient pernicieuse vers le troisième ou quatrième accès. Une décoction d'orge plus ou moins épaisse est administrée dans les premiers jours ; le quatrième ou le cinquième jour éclatent des symptômes terribles, le malade meurt! Il meurt, évidemment, non parce qu'il a pris de l'orge, mais parce qu'il n'a pas pris de quinquina. Hippocrate ne peut être accusé de n'avoir pas eu ce médicament à sa disposition ; vivant à l'époque de son importation en Europe, il eût su l'apprécier de bonne heure, avec non moins de sagacité que celui qui, au XVIIe siècle, mérita de lui être comparé.

Faut-il encore signaler chez lui de nouvelles preuves du sophisme que nous combattons? Voici ce qu'il dit de l'eau employée comme boisson dans les maladies aiguës : « *Aqua non sitim sedat, sed irritat, siquidem biliosæ naturæ biliosa est, et præcordiis mala, sique ipsam malitia superat, biliosissima est, viresque maxime labefactat, ubi in vacuitatem venerit. Lienem enim et hepar, ubi succensum fuerit, auget, intus fluctuat, et innatat. Nempe quod frigida est, et non cocta, tarde permanet, et neque dejectiones, neque urinas movet. Insuper, ob id lædit quod natura stercoris expers est. Quod si pedibus etiamdum frigentibus aliquando ebibatur, multo majores has noxas faciet....* [1]. »

C'est le plus grand esprit qui a illustré la médecine, c'est son plus puissant législateur, qui tombe dans de si formidables erreurs, et qui se fait un épouvantail de la boisson la plus naturelle! Quelques grains d'orge peuvent la métamorphoser à ce point que, de funeste qu'elle était tout à l'heure, elle devient la source des plus grands bienfaits.

Quelle leçon pour nous, qui sommes si petits vis-à-vis de cet

[1] *Loc. cit.*, pag. 128.

homme de génie! Si, comme le bon Homère, il a pu parfois s'endormir, dans quelles erreurs, dans quelles méprises ne pourrons-nous pas nous-mêmes tomber? Mais en voilà assez. Gardons-nous de rire, comme Cham, des défauts de notre père; et plutôt, après avoir retiré de ses fautes un enseignement nécessaire, hâtons-nous de détourner les yeux des taches qui obscurcissent l'éclat du plus brillant génie.

Les élèves et les successeurs d'Hippocrate exagérèrent ses défauts et perdirent la plupart de ses qualités. Il en arrive presque toujours ainsi dans notre bas-monde. Les hommes de génie sont toujours fort en avant de leur siècle, qu'ils subjuguent moins souvent par le côté durable de leurs doctrines ou de leurs découvertes que par leurs paradoxes. Le Vieillard de Cos observait beaucoup et dogmatisait peu; ils observèrent peu et dogmatisèrent beaucoup. De là, le nom de Dogmatiques qui leur fut attribué. Ils n'étaient donc pas dans une excellente voie pour acquérir de saines notions thérapeutiques. Thessalus, Draco, Polype deviennent aussi turbulents au lit des malades qu'Hippocrate l'était peu. Ils oublient cette parole du Maître, qui, après avoir blâmé les Cnidiens sur plusieurs points, s'écriait: Je les loue cependant de ce qu'ils ne prescrivent qu'un petit nombre de remèdes : « *quod paucis remediis usi sunt* [1]. »

A côté de l'indication, Hippocrate avait su placer la contre-indication. Méconnaissant ces distinctions fondamentales, Praxagoras s'empare des plus beaux préceptes pour en tirer de funestes applications. *Quo natura vergit, eo ducendum; — vomitus vomitu curatur*, avait dit le Maître. Obéissant en aveugle à de pareilles injonctions, l'élève, au témoignage de Cœlius Aurelianus, traite l'iléus par des vomitifs, jusqu'à ce qu'il *obtienne* des

---

[1] *Loc. cit.*, pag. 110.

matières fécales : *« Jubet per vomitum corpora desiccare ; vomitu utitur donec stercora faciat evomi[1]. »*

Pendant que les uns compromettent ainsi l'usage des vomitifs, les autres recourent à tort et à travers aux drastiques les plus énergiques, d'autres saignent à outrance, et tous se vantent de guérir par leurs formidables excès. Nul d'entre eux ne manque d'un luxe d'arguments réputés irréfutables pour légitimer sa pratique.

Quand on abuse tant du raisonnement, on n'est pas loin de douter de la raison. L'abus du dogmatisme précipita la thérapeutiqué dans l'empirisme le plus dégradant pour l'intelligence. L'homme a toujours été ce paysan ivre, dont parle Luther, oscillant sans cesse à droite ou à gauche de la selle où il est assis, sans pouvoir se maintenir au milieu.

Les Empiriques réagirent violemment contre les pratiques de leurs prédécesseurs. Les vomitifs et les drastiques avaient été employés sans mesure ; on en arriva à ne plus les utiliser. De ce que l'abus de la saignée avait été déplorable, Érasistrate conclut sans hésiter que l'usage ne l'était pas moins, et voulut à jamais la proscrire[2]. Sérapion et Philinus se distinguèrent par une conduite analogue. Mais à la tête de cette secte se place Hérophyle. Celui-ci se lança follement dans la recherche des spécifiques, et fut assez *heureux* pour en trouver bientôt au moins un pour chaque symptôme morbide. Aussi quelles formules savantes non moins que compliquées ! Dans le même remède on entassait ciguë, jusquiame, myrrhe, castoréum, mandragore, poivre, etc., et chacune de ces substances était chargée de combattre un des phénomènes de la maladie.

---

[1] *Cœlii Aureliani celerum vel acutarum Passionum libri*; in *Artis medicæ principes*, édition de Haller. Lausanne, 1774, tom. X, pag. 280.

[2] Cœlius Aurelianus, *loc. cit.*, pag. 45.

Alexandre de Tralles rendit plus tard le service de conserver ces formules à l'admiration de la postérité. Nous y en trouvons un si grand nombre, si longues et si compliquées, que nous n'avons pas le courage de les transcrire. Nous nous contenterons de choisir une recette plus simple, à l'usage de ceux qui ne seraient pas encore satisfaits des nombreux spécifiques préconisés de nos jours contre l'épilepsie : « *Gladiatoris occisi panniculum cruentum comburito, ac cineri vinum misceto ; ubi septies hoc dederis ægro, liberabis.* HOC INSIGNI EXPERIMENTO SÆPE PROBATUM EST [1]. » Dans la pénurie complète où nous serions de gladiateurs, dont la *douceur des mœurs modernes* a fait supprimer l'espèce, le sang des boxeurs anglais ne pourrait-il pas être utilisé? L'expérience seule serait apte à prononcer sur une aussi grave question.

L'empirisme pur est la honte de l'esprit humain. En médecine, il autorise une expérimentation aussi effrénée que dangereuse ; et si des victimes échappent à ses menées téméraires, il s'écrie : J'ai guéri , ce qui veut dire simplement : Je n'ai pas tué, ou mieux encore, avec Alexandre de Tralles : *Hoc insigni experimento sæpe probatum est.*

Heureuse était l'humanité qu'au lieu d'être actives, la plupart de ces médications fussent simplement inertes ; heureuse elle était encore que quelques épaves des enseignements hippocratiques eussent échappé à ce grand naufrage de la raison!

Entre les Empiriques et les Méthodistes, et comme transition entre eux, nous plaçons Asclépiade.

Celui-ci, du moins, n'était pas des nôtres ; c'était un philosophe besogneux qui trouva plus simple de débiter des drogues que la sagesse, et qui était d'autant plus à son aise pour calomnier ses prédécesseurs qu'il ne les avait pas étudiés.

---

[1] *Alexandri Tralliani de Arte Medica ; Johan. Guinterio Andernaço interprete ;* in *Artis medicæ principes,* tom. VI, pag. 68.

> Je m'accommode assez, pour moi, des petits corps ;
> Épicure me plaît et ses dogmes sont forts,

se dit-il, et en moins de temps qu'il ne faut pour penser, il
bâtit un système médical fondé sur les atomes. Il n'y eut plus, dans
le corps humain, que relâchement ou resserrement, et la thérapeutique consista à produire l'état inverse à celui où était le corps.
Les trois grands systèmes qui ont agité le commencement de notre
siècle n'ont guère été, quoi qu'en dise Broussais, qu'une repro-
duction plus savante de ces erreurs.

Asclépiade proclame qu'il veut faire une médecine agréable,
ce qui ne tarde pas à lui donner la clientèle de toutes les petites-
maîtresses de son époque. Il proscrit les évacuants, emploie rarement la saignée, qu'il réserve aux cas où il y a une douleur vive
à combattre : « *Phlebotomat Asclepiades eos qui cum dolore
fuerint ægrotantes, alios omnes prohibet phlebotomari et magis
specialiter phreniticos*[1]. » Il laisse venir la soif à ses malades,
pour que boire soit pour eux une sensation plus voluptueuse.
Et, dans l'essor de son génie, perçant déjà le voile des secrets de
l'avenir, il prélude à la théorie des semblables en cherchant à
augmenter la fièvre, afin que, par son excès, elle amène une débilité favorable.

Nous ne connaissons guère la thérapeutique de Themison,
de Thessalus et de Soranus, les plus célèbres représentants du
Méthodisme, que par les écrits de Galien et surtout par ceux de
de Cœlius Aurelianus. Celui-ci est des leurs et accepte leur manière de voir dans la plupart des questions.

Au *strictum* et au *laxum* empruntés à la théorie d'Asclépiade, Themison ajoute le *mixtum*, dans lequel, par une triste
compensation, une partie des pores est trop resserrée pendant que

---

[1] Cœlius Aurelianus, *loc. cit.*, pag. 48.

l'autre est trop ouverte. L'état présumé de la peau dirige dans le choix du traitement, et sur elle viennent s'appliquer la plupart des remèdes. Si la thérapeutique en est simplifiée, elle n'en paraît pas plus heureuse, à en croire du moins ces vers de Juvénal :

> *Quorum si nomina quæras,*
> *Promptius expediam, quot amaverit Hippia mœchos*
> *Quot Themison ægros autumno occiderit uno* [1].

Mais Juvénal était une si mauvaise langue !

Le méthodisme s'étale et se carre dans les écrits de Cœlius Aurelianus, et les resserrants et les relâchants y tiennent une large place. Mais ce qui est vraiment remarquable dans cette École, et ce qu'il ne faut pas confondre avec les énormes erreurs qu'elle a enseignées, c'est la *Métasynchrise* ; celle-ci a pour but de régénérer le corps des malades par la diète, puis d'amener la *récorporation* : « *Recorporativis utendum viribus, ita ut, resectis vitiosis carnibus, ac renascentibus novis, reformata organa redeant ad sanitatem* [2]. » Là se trouve en germe une magnifique idée thérapeutique : et nous y voyons avec M. Bouchardat [3] les principes fondamentaux de cette grande méthode de l'*Entraînement*, qui, lorsqu'elle aura été réglementée par la science, bouleversera le traitement de beaucoup de maladies chroniques.

Les premiers moyens que la Métasynchrise employait pour remplir ses indications, sont fort rationnels et identiques à ceux qu'on utilise aujourd'hui pour l'Entraînement. On avait recours à la diète et quelquefois à la saignée, à un régime et à une hygiène sévères, à d'énergiques exercices du corps, etc. ; mais

---

[1] Satire X.

[2] *Cœlii Aureliani libri morborum chronicorum*, in *Artis medicæ principes,* tom. XI, pag. 13.

[3] *Supplément à l'Annuaire de thérapeutique pour 1861*, pag. 189. — Paris, chez Germer Baillière.

lorsque la maladie opiniâtre ne voulait pas guérir, des remèdes doux on en arrivait à des remèdes violents et désastreux, et on mettait en jeu tout ce que la révulsion peut avoir de plus barbare ! Voici par exemple le dernier *cycle* ou *cercle résomptif* du traitement de la céphalée :

On rase d'abord la tête à contre-poil, de manière à la faire saigner, puis on la frotte avec du nitre et on l'expose à un brasier ardent : « *Erit igitur radendum caput, nunc pro capillatura, donec cutis rubore adficiatur : ac deinde nitri pulvere adspergi, et confricari... Tum etiam* παρόπτησις (action de faire griller, de rôtir) *adhibenda erit ex carbonibus æquali vapore medentibus* [1]. » On doit ensuite labourer le dos et le cou avec des ventouses : *Cucurbitæ infigendæ plurima cum flamma, magno raptu detrahendæ* [2]. Enfin, on colle à la plupart des points du corps le *dropax*, emplâtre très-adhérent qui ne peut s'arracher sans entraîner l'épiderme, et qui est le digne précurseur de la calotte des teigneux : « *Dehinc dropax adhibendus, primo cruribus, tum thoraci et dorso* [3]. »

Après cela, par exemple, rien de plus ; si l'on n'était pas guéri et si l'on n'était pas mort, la thérapeutique s'avouait vaincue. On conseillait les voyages ; on vous envoyait en Égypte, ou sur les ruines de Carthage, pour voir la pierre où s'était assis Marius.

De remèdes internes, point ou à peu près point. On ne les eût pas reçus sans doute avec confiance des mains de pareils systématiques. C'était assez de vous écorcher la peau, sans risquer encore de vous empoisonner.

Pour en finir avec l'antiquité, nous avons à faire comparaître encore devant nous deux grands noms, Celse et Galien.

---

[1] *Loc. cit.*, pag. 19.
[2] *Loc. cit.*
[3] *Loc. cit.*

Celse, à moitié empirique, à moitié dogmatique, semble dans la bonne voie pour apprécier sainement la véritable action des remèdes, et cependant ses livres fourmillent d'illusions thérapeutiques. Il attache de l'importance à un grand nombre de recettes absurdes, d'une composition grossière, et célèbre leurs merveilleux effets.

Il a pour les maladies de la rate un cataplasme à effets magiques, où entrent du vinaigre, du nitre, de la farine d'orge, mais qu'il ne faut pas laisser plus de six heures en place, de peur que la rate ne soit fondue : « *Manere ibi non amplius sex horis debet, ne lienem consumat*[1] ? » Il a encore :

Un cataplasme non moins précieux contre le cancer et qui contient du soufre, de la myrrhe, de l'encens, etc.

Un pessaire avec de l'écorce de grenadier pilée dans l'eau, qui fait sortir l'enfant de la matrice, quand il est mort.

Contre la stérilité, un autre pessaire, qui se compose uniquement de graisse de lion mêlée avec de l'huile de rose : « *Si mulier non comprehendit, adeps leonina ex rosa mollienda est*[2]. »

Contre le point de côté, des pilules faites avec parties égales de poivre, d'aristoloche, de nard et de myrrhe.

Contre les maladies de la trachée, un antidote où l'iris paraît être le médicament important.

Contre le cancer, des médicaments qui flattent le mal, au lieu de l'aigrir : « *Lenia medicamenta quæ quasi blandiantur*[3]. »

Contre la rage, enfin, l'immersion subite dans une piscine produira des effets merveilleux, pourvu que le patient, auquel on enfoncera à plusieurs reprises la tête sous l'eau, soit à moitié noyé et ne le soit pas tout à fait, et que l'on parvienne ainsi à le

---

[1] *Traité de médecine de Celse*, pag. 184. — Paris, chez Gautret ; 1838.
[2] *Loc. cit.*, pag. 200.
[3] *Loc. cit.*, pag. 238.

faire boire , malgré son horreur des liquides : « *Unicum tamen remedium est, nec opinantem in piscinam non ante ei provisam projicere, et si natandi scientiam non habet, modo mersum bibere pati, modo attollere; si habet, interdum deprimere, ut invitus quoque aqua satietur; sic enim simul et sitis et aquœ metus tollitur* [1].»

J'en passe beaucoup, et des meilleurs. J'omets, entre autres , les miracles produits par le remède d'Asclépiade contre les maladies de l'oreille, — par la fiente de pigeon, le digestif par excellence, — enfin par la thériaque d'Andromaque, médecin de Néron. Composée de toutes les drogues, elle guérit de tous les maux. On comprend les motifs de la tentative désespérée d'Andromaque, en songeant aux délassements de son impérial client : lorsque la cruauté de Néron semblait devoir dépeupler Rome, un spécifique d'une valeur ordinaire n'eût pas suffi à maintenir le niveau de la population.

A la suite de tant de divagations, que restait-il généralement de la médecine d'Hippocrate? Quelques traditions confuses, *beaucoup de respect et nulle obéissance*. Et cependant le vieux monde allait s'écrouler. Il fallait pour de longs siècles barbares un nouveau législateur, dont l'autorité imposante pût être longtemps écoutée; cet homme fut Galien.

S'emparer des doctrines immortelles du Maître , y adapter les découvertes conquises malgré d'inexprimables désastres, tout vérifier au moyen de l'expérience et d'une critique savante , telle a été son œuvre. Grand dialecticien, grand philosophe, ayant approfondi, ainsi que plus tard Leibnitz, toutes les sciences de son époque, le médecin de Pergame jette dans l'histoire un brillant éclat. Après Hippocrate, il est le premier.

Comme le Vieillard de Cos, comme tous les hommes illustres

---

[1] *Loc. cit.*, pag. 280.

dans notre art que nous allons successivement rencontrer, Galien est naturiste. Le trouverons-nous à l'abri des illusions thérapeutiques que nous poursuivons? Bien loin de là : il se livre à tous les écarts de cette polypharmacie qui le rendra si cher aux Arabes ; il entasse dans ses immenses livres les recettes les plus absurdes, et les recommande au nom de l'expérience : *Hoc insigni experimento sæpe probatum est.*

Laissons-le croire guérir la rage, non plus comme Celse, en noyant à moitié les malades, mais en leur faisant prendre de la *cendre d'écrevisse* ; — la fièvre intermittente due à un abus de thériaque, par la thériaque ; — l'épilepsie, en attachant au cou des sujets un morceau de racine de péone. Laissons-le attribuer gravement les vertus des remèdes au froid, au chaud, au sec et à l'humide. Et ici encore n'allons pas plus loin ; ne déchirons pas le voile qui recouvre tant d'erreurs plus qu'il ne faut pour montrer le génie lui-même payant tribut à l'infirmité de notre nature. D'ailleurs, à vouloir rapporter des citations textuelles, nous ne saurions quelles choisir dans l'immense étendue de ses écrits, et nous entrerions dans de trop longs développements. Si déjà même le lecteur nous reprochait d'avoir été trop prolixe à cet égard, nous lui dirions que nous y avons été contraint pour la rigueur de notre argumentation. Nous voulons montrer, non telle ou telle erreur dans un homme, mais dans l'humanité tout entière la tendance à une même erreur. Il nous faut la constater chez les médecins les plus illustres et les plus divers, afin que la faute n'en retombe pas sur chacun d'eux, ni sur leur époque, mais sur l'esprit humain. Le souvenir de tant d'égarements nous donnera de nous-même une juste méfiance, lorsque, vers la fin de ce travail, nous mettrons la main à l'œuvre difficile, et que nous devrons préciser les réalités de la thérapeutique. A Sparte, la vue d'esclaves ivres était jugée propre à détourner les jeunes gens des turpitudes de l'ivresse ; que l'aspect des illusions innombrables con-

signées dans l'histoire de la médecine nous donne d'aussi salutaires leçons.

Et puisque nous sommes occupé à prévoir les reproches qu'on
pourrait diriger contre ce travail, nous nous demanderons si
quelques-uns de nos lecteurs ne se sont pas scandalisés peut-
être de la forme plaisante que nous avons donnée à nos critiques. Pascal, auquel ses adversaires faisaient un reproche semblable, y répondait par les paroles suivantes de Tertullien : « Ce
que j'ai fait n'est qu'un jeu avant un véritable combat..... Que
s'il se trouve des endroits où l'on soit excité au rire, c'est parce
que les sujets mêmes y portaient. Il y a beaucoup de choses
qui méritent d'être moquées et jouées de la sorte, de peur de
leur donner du poids en les combattant sérieusement. Rien n'est
plus dû à la vanité que la risée, et c'est proprement à la vérité
qu'il appartient de rire, parce qu'elle est gaie, et de se jouer
de ses ennemis, parce qu'elle est assurée de la victoire [1]. »

La civilisation romaine, si pourrie et si raffinée à la fois, s'é-
croule pour faire place à une nouvelle société grossière et barbare. Le besoin d'illusions va se manifester avec un redoublement
d'énergie.

Ne cherchant dans l'histoire que la justification générale des
conclusions de cette étude, nous n'avons pas à entasser ici un
grand nombre de faits; il nous suffit de corroborer notre démonstration par quelques indications sommaires. Nous laisserons
de côté les Arabes, leurs médicaments innombrables, et leurs
incohérentes formules où s'entassent les substances les plus étranges [2]; les Arabistes, adonnés à de honteuses et cruelles supersti-

---

[1] *Lettres provinciales,* 11e lettre.

[2] Voici, pour faire connaître les rêveries thérapeutiques des Arabes, un
fait qui présage les plus grands excès de l'École matérialiste. Le calife
Walek-Billah, étant devenu hydropique, fut placé par l'ordre de son mé-

tions, et défigurant ce qu'il y a de plus grand et de plus vrai : la religion et la science ; des moines ignorants ou sacriléges trafiquant de miracles apocryphes et renouvelant sous d'autres formes les momeries des anciens prêtres d'Esculape[1] ; les démons prenant possession des organes mélancoliques et l'exorcisme devenu une panacée ; les sorciers tour à tour au pinacle et sur le bûcher ; le microcosme subordonné au macrocosme [2], les astres déléguant leur pouvoir aux métaux, et ceux-ci venant à leur tour exercer sur les organes malades leur influence souveraine, Jupiter agissant sur l'or et l'or sur le cerveau , l'hémorrhagie subordonnée à Mars et guérie par les aimants ; partout enfin un invincible élan vers l'erreur, la superstition et le sortilége.

---

decin dans un four fortement échauffé. Il s'agissait de faire vaporiser toute la sérosité épanchée dans son corps. Malheureusement le remède dépassa le but, et quand on retira du four le redoutable souverain, il était cuit. Le médecin d'un autre calife se vantait de dissoudre le sang par les purgatifs et d'évacuer la bile par la saignée. Rhazès *guérissait* beaucoup de ses malades en leur faisant avaler du corail et d'autres pierres précieuses ; et Avicenne ne niait pas que la contemplation d'un objet jaune ne fît disparaître la jaunisse. Toutes ces absurdités réjouissantes et mille autres sont consignées dans Sprengel. (Voyez *Histoire de la médecine depuis son origine jusqu'à nos jours*, par Karl Sprengel ; traduction de Jourdan, tom. II, pag. 265, 301, 310, 319, etc. Paris, 1815.)

[1] Hildegardé, abbesse du couvent de Rubertsberg, conseillait la fougère contre toutes les *diableries*, le hareng contre la gale, les cendres de mouches contre toutes les maladies de la peau, etc. (Sprengel, *loc. cit.*, pag. 352.)

[2] Pierre d'Abano, dans son célèbre *Conciliator differentium*, et, plus tard , Arnault de Villeneuve, se jettent avec exaltation dans toutes les rêveries de l'astrologie. « L'état de la lune, dit Jean Gaddesden, dans l'ouvrage intitulé *Rosa Anglica*, influence les jours critiques, et à raison de cela, le dix-huitième ou le vingtième sont les plus favorables ; il faut saigner dans le deuxième quartier de cet astre, le jour de Noël et non celui de saint Étienne. » Mars préside à la chirurgie, et pour cela les instruments de cet art doivent être en fer. Suivant Pierre d'Espagne, porter au cou le nom des trois rois mages est le meilleur préservatif contre l'épilepsie, etc. Ces folies sont encore racontées tout au long dans l'ouvrage de Sprengel.

Et si , au milieu de toutes ces pratiques qui choquent le bon sens, et de ces innombrables supercheries , on retrouve les traces de quelques vrais principes thérapeutiques, ils sont le plus souvent défigurés. Hippocrate n'est connu que par Galien, et Galien par Avicenne. Un amas de prétentieuses subtilités, un incroyable ramassis de syllogismes remplacent toute expérience. Au témoignage de F. Hoffmann[1], la vertu médicinale des plantes est subordonnée à de grossières ressemblances. La Pulmonaire, à cause de ses feuilles tachetées, est le spécifique du poumon ; la grande Chélidoine au suc jaune est celui du foie et de la bile ; l'Euphraise , image de la pupille, convient aux maladies des yeux ; et la vague conformité de forme entre la racine de l'Orchis et le testicule de l'homme amène à cette découverte ingénieuse, que cette plante est une panacée pour toutes les maladies de la glande séminale.

Alors aussi les règles de la révulsion et de la dérivation , ce grand dogme hippocratique, exagérées et défigurées par les écoles, entraînent à des pratiques ridicules qui préparent l'audacieuse révolution de Brissot. On en est arrivé, dans la pleurésie , à n'oser tirer le sang que goutte à goutte , et encore en le faisant sortir des veines du pied. D'autres, par réaction, saigneront à blanc. L'emploi des évacuants est outré ou délaissé. Enfin, une polypharmacie obèse , enflée encore par les acquisitions des croisades , étouffe trop souvent sous le poids de ses richesses les efforts médicateurs de la nature.

Et cela dure ainsi pendant de longs siècles ! Toutes les maladies sont traitées en vertu de pareils principes ; de terribles épidémies éclatent et dépeuplent l'Europe ; et des hommes éminents, de belles intelligences , croyant posséder la conviction de la vérité, poussent jusqu'à l'extrême la logique de l'erreur. Alors

---

[1] *Pharmacopeia medico-chimica*, lib. IV, sectio prima.

on entend tous les jours répéter dans le vulgaire et dans les écoles :

Tel malade était paralysé : on l'a exorcisé, et l'exorcisme l'a guéri.

Tel autre perdait tout son sang par une hémorrhagie : l'application d'un aimant sur la partie saignante l'a guéri.

Tel autre avait la peste : il a été guéri par la saignée et les cataplasmes d'excréments humains [1].

La grande Chélidoine a guéri une fièvre ardente, et la Pulmonaire une pleurésie.

Quant à l'épilepsie, elle compte autant de spécifiques excellents que les animaux d'excréments divers.

C'est toujours, comme on le voit, le même sophisme. A toute maladie on oppose un remède quelconque: le sujet guérit, c'est grâce au remède. *Post hoc, ergo propter hoc.*

Et en face de ces prétendus résultats de l'expérience, en face de ces guérisons survenues à la suite des pratiques les plus impuissantes et les plus pernicieuses, on oublie toujours dans l'application, sinon en principe, le grand enseignement hippocratique de la nature médicatrice. A cette force interne qui peut bien, par hasard, recevoir d'une thérapeutique aveugle quelques secours inopinés ; qui, grâce à l'inanité des remèdes employés, est, d'ordinaire, abandonnée à ses seuls efforts, mais qui est trop souvent contrecarrée par d'absurdes attaques ; à cette force interne, disons-nous, revient l'honneur de la plupart des succès. Quant à la mort, comme s'il n'y avait pas assez de la maladie, les funestes manœuvres d'un art en délire ne l'expliquent que trop.

— Mais, me dira-t-on, vous nous parlez là d'une époque bar-

---

[1] Au rapport de Geoffroy, dans sa *Matière médicale*, tom. XVI, pag. 172, Ettmuller vante encore une telle pratique.

bare? La thérapeutique de ces temps grossiers a été une aberration presque continuelle ; que conclure de là, par rapport à notre époque et à la science de nos contemporains ? — Certes, répondrai-je, je ne nierai pas le progrès accompli, et je sais que toutes les sottises des alchimistes et des sorciers n'ont aujourd'hui chez les gens instruits d'autre privilége que de provoquer le sourire de l'incrédulité. Mais, prenez-y garde, si les mœurs changent, si les connaissances de la société augmentent sans cesse, la nature humaine reste la même. La tendance aux préjugés ne fait que se porter sur d'autres objets. L'interprétation de la causalité demeure toujours la source d'un grand nombre d'erreurs. Les grimaces de la Cabale, les rêveries astrologiques, les folies de Paracelse ne font plus guère aujourd'hui de dupes que dans les classes les plus ignorantes, mais la thérapeutique n'en a pas moins ses illusions et ses fautes. Botal, au xvie siècle, ne versait pas le sang avec plus d'ardeur que, de nos jours, Broussais ; certaines exagérations matérialistes sont aussi absurdes que les exagérations mystiques de Paracelse, et Amatus Lusitanus, longtemps le prince des crédules, a été détrôné par ce pauvre Hahnemann.

Hier encore, nous voyions en thérapeutique de fréquentes erreurs et de déplorables paralogismes ; n'en reste-t-il aujourd'hui aucune trace ? Nous rions facilement de nos ancêtres et de leurs pratiques ridicules ; mais si nous avions vécu à leur époque, n'aurions-nous point pensé comme eux ? Que diront plus tard de nous-mêmes nos enfants et surtout nos petits-enfants ?

Faisons avec l'histoire un pas considérable en avant. Hâtons-nous de quitter ce moyen-âge, que des esprits paradoxaux ont, à grand tort, voulu de nos jours exalter outre mesure, et arrivons à la grande époque de la Renaissance. Alors la scholastique s'effondre sous le poids de ses formules vieillies ; Bacon et Descartes ouvrent à la philosophie une voie nouvelle ; les œuvres d'Hippocrate sont apportées de l'Orient par les savants chassés de Constantinople, et, sous le souffle puissant de son inspiration, renaît le goût d'observer. La médecine secoue son suaire, la thérapeutique reprend sa vraie direction et inaugure de réels progrès ; et cependant que d'illusions, que d'erreurs n'aurons-nous pas à signaler encore !

Le Naturisme d'Hippocrate, dont le Vitalisme n'est qu'une formule plus nette, règne alors en maître à Montpellier, à Paris et dans l'Europe civilisée; il inspire de solides et de glorieux travaux. Pendant plus de trois siècles, nous allons voir apparaître devant nous une magnifique pléiade d'hommes de génie ou tout au moins d'esprits éminents qui , au milieu des divagations des systèmes, acceptent les mêmes traditions et les mêmes dogmes fondamentaux. Parmi ces grandes illustrations brillèrent successivement d'un vif éclat Fernel, Rondelet , Duret, Joubert, Félix Plater, Houillier, Baillou, Ranchin, Van Helmont, Sennert, Sydenham, Lazare Rivière, Ramazzini, Baglivi, Stahl, Frédéric Hoffmann, Boerhaave, de Haën, Sauvages, Bordeu, Fouquet, Stoll, Borsiéri et tant d'autres. La pratique de ces maîtres jeta un vif éclat, de leur vivant, et leurs livres renferment encore pour nous les plus précieux enseignements. Ils acceptent tous les immortels préceptes formulés par le Père de la médecine. Ils sont naturistes, et l'un d'eux , Baglivi, formule nettement ses croyances par ces mémorables paroles, devenues comme la devise de cette grande doctrine : *Naturæ medicus minister et interpres ; quidquid cogitet et faciat, si naturæ non obtemperat, naturæ non imperat.*

Et cependant , malgré notre admiration réelle pour la glorieuse phalange de ces hommes illustres, il nous faut aussi, pour remplir notre tâche, étudier leurs fautes. Nous allons les montrer souvent infidèles à leur doctrine, méconnaissant maintes fois dans l'application les mouvements médicateurs qu'ils admettent en principe, attribuant à leur intervention médicale des effets qui n'ont d'autre cause que l'activité du système vivant, et apportant enfin un large contingent à l'édifice immense des illusions de la thérapeutique. Plus l'erreur vient de haut, plus elle est saisissante, plus elle est pour le commun des hommes un énergique avertissement.

Contentons-nous de choisir dans chaque siècle quelques-uns des médecins qui l'ont le plus illustré, pour leur demander comment ils ont su interpréter la causalité thérapeutique.

Au xvie siècle, dans son célèbre livre *De abditis rerum causis*, Fernel laisse voir tout son amour pour le merveilleux. Sa *thérapeutique universelle* est largement ouverte à toutes les plus vieilles et les plus absurdes formules. Si du moins il se contentait, comme Virgile, de tirer de l'or du fumier !.... mais, loin de là, il recueille avec soin tout le fumier lui-même. *Fæces Arabum melle latinitatis condivit*, dit de lui un de ses détracteurs. Il a des médicaments froids qui, d'après le langage de son traducteur, « *arrestent le débordement et la fureur de la bile* », et d'autres qui « *domtent et préparent la mélancholie* »; d'autres enfin qui « *ostent la bile noire ou la pituite* ». Ouvrons au hasard un livre si précieux; voici l'histoire de la *laictüe* : « elle est froide au commencement du troisième degré, humide au second ; le tout simplement sans adstriction ou excès d'autre qualité ; celle qui est mangée crue rafraîchit, apaise l'ardeur de l'estomac et des parties qui environnent le cœur, tient en bride la bile et le sang échauffé ; toutefois elle ne ramollit ni ne dissipe la force de l'estomac et parties proches du cœur, comme l'eau [1]..... » etc.

Après cela, ne vous étonnez plus des magnifiques effets du *lactucarium !*

Rondelet, le grand anatomiste de son époque, semblerait

---

[1] *Les sept livres de la Thérapeutique universelle* de Mre Jean Fernel, ouvrage très-utile, mis en français par le sieur du Teil, pag. 338. Paris, chez Jean Guynard, MDCLV.

destiné à porter dans l'étude de la thérapeutique la rigueur d'un esprit positif. Hélas! il en est bien loin. Plus que tout autre il se complaît dans les aberrations d'une matière médicale indigeste. On trouve toutes les conquêtes de la pharmacie étalées avec bonheur dans son traité intitulé : *Pharmacopolarum officina.* Après s'être demandé : *A quibus petantur medicamenta?* il répond par une énumération de plusieurs pages dont nous extrayons ce court fragment : « *A partibus capitis, ut cerebro leporum, passeris, cranio hominis et dentibus, apri, equi, asini,... ex corde porci, hepate et intestinis lupi et ranœ, renibus vulpis.... ex urina pueri, apri, mulœ; et stercore gallinarum et hirundinum, columbarum, lupi, hominis, porci, asini*[1]...» etc.

Au milieu de toutes ces divagations paraît un homme remarquable par sa science, et, ce qui ne gâte rien, pétillant d'esprit. C'est Joubert, qui dans son langage imagé et naïf se donne la tâche de poursuivre et de déraciner les erreurs médicales répandues autour de lui. Il déclare une guerre acharnée aux préjugés de son époque, et son livre, qui eut à son apparition un immense retentissement, est encore aujourd'hui une instructive et charmante lecture. N'est-ce pas cependant chose pénible pour l'orgueil humain de le voir obligé de prouver que, placer sur le ventre d'une femme le bonnet de son mari, n'est pas un moyen sûr de hâter ses couches[2]; que les herbes cueillies la veille de la Saint-Jean n'ont pas une vertu particulière[3]; que l'on ne guérit pas la néphritique en chaussant la première la jambe qui correspond au côté de la douleur, etc.[4]?

---

[1] *Gulielmi Rondeletii Opera omnia medica,* pag. 1130. — Genevæ, apud Petrum Chouët, MDCXX.

[2] *Première et seconde partie des Erreurs populaires,* par Laurent Joubert, liv. IV, chap. 2. — Lyon, chez Pierre Rigaud, MDCI.

[3] *Loc. cit.*

[4] *Id.*

Joubert, qui poursuit l'erreur de ses sarcasmes les plus acérés, est cependant bien loin d'être infaillible lui-même. Si, à l'inverse du proverbe, il aperçoit la poutre dans l'œil d'autrui, il ne voit pas de bien grosses pailles dans son propre œil. Comme Fernel, comme Rondelet, il fait bon accueil à toutes les drogues vantées par les Arabes, et ses illusions thérapeutiques, pour être moins grossières que celles qu'il combat, n'en sont pas moins réelles. Dans sa pharmacopée, nous retrouvons transcrites, avec tout le respect qui leur est dû et occupant d'interminables pages, les vénérables formules du *Mithridat,* de l'*Opiate de Salomon*, de l'*Electuaire Lœtitiœ*, du *Diatamaron,* etc. Nous n'aurons garde de les rappeler ici. Dans le même ouvrage, Joubert recommande encore les cervelles de passereau mises en conserve [1], la chair de vipère confite [2], l'huile de ver de terre, de scorpion et de renard [3], etc.

L'illustre Baillou, ce grand observateur d'après la méthode d'Hippocrate, ne peut secouer, dans sa thérapeutique, le joug de l'astrologie. C'est là comme une nécessité imposée par la philosophie régnante. D'après les idées métaphysiques d'Aristote, tout, dans la sphère que nous habitons, est déterminé par un moteur extérieur à cette sphère, qui est *le ciel;* de là l'influence des astres sur la production des êtres (laquelle, toujours dans ce système, est un mouvement) et en général sur toutes les modifications qui s'opèrent dans notre monde sublunaire. Imbu des idées péripatéticiennes, saint Thomas lui-même leur prête son appui. Quoi d'étonnant que de pareilles rêveries se soient si longtemps perpétuées jusque dans la médecine ! Baillou accepte aussi, avec la même absence de critique, la matière médicale de ses

---

[1] *La Pharmacopée* de M. Laurent Joubert, mise de nouveau en français, pag. 83. — Lyon, par Antoine de Harsy, 1581.

[2] *Loc. cit.*

[3] *Id.*, pag. 267.

prédécesseurs et de ses contemporains. Dans ses livres, et spécialement dans celui intitulé *De virginum et mulierum morbis*, il entasse des formules absurdes, recommande la poussière de grenouille, les os du cœur des cerfs, les pierres précieuses, etc. Contre la mélancolie et la chlorose : «*In virginibus pallido colore infectis, præsertim quum vaporum melancolicorum vis aut in cerebro, aut in corde apparet,*» voici le traitement qu'il préconise : « *Fragmenta gemmarum, sapphyri, hyacinthei, smaragdi, corallii, ossis e corde cervi,* » etc., ou, « *Pulvis ranarum præparatarum (hæ contra malignos vapores dicuntur efficaces)* [1]. »

Van Helmont, qui, dégageant le vitalisme des idées humorales, l'habille d'une métaphysique plus élevée quoique souvent nuageuse, se plonge cependant avec l'impétuosité de son âme ardente dans toutes les illusions des alchimistes, et sa thérapeutique est crédule jusqu'à la superstition. Il remplit ses livres [2] de contes. Le sang de bouc est pour lui l'élixir de longue vie. Atteint d'une pleurésie au déclin de son âge, il a recours pour lui-même à son remède favori. Il meurt ; nous n'osons dire : il en meurt.

Sennert compile avec le même empressement tout ce qu'il y a de vrai et tout ce qu'il y a de faux dans la thérapeutique de ses prédécesseurs ; il croit à l'astrologie et à l'alchimie.

Le plus grand de toute cette magnifique pléiade d'hommes illustres, c'est Sydenham. Nul ne s'est rallié au naturisme avec une foi plus sincère ; nul, à part Hippocrate, n'a possédé plus que lui le génie de la médecine pratique. « En vérité, s'écrie-t-il, c'est une chose bien triste de voir la médecine, le plus noble de

---

[1] *Guillielmi Ballonii Opera omnia medica*, tom. IV, pag. 86. — Venetiis, apud Angelum Jeremiam, MDCCXXXVI.

[2] C'est ce qu'on pourra lire, avec mille autres erreurs du même genre, dans son *Ortus medicinæ, id est, initia Physicæ inaudita, progressus medicinæ novus in morborum ultionem ad vitam longam*. — Venetiis, 1651.

tous les arts, ainsi déshonorée par l'ignorance et la mauvaise foi de certains écrivains qui remplissent leurs livres de remèdes frivoles ; car, dans presque toutes les maladies, on ne manque jamais de trouver des gens qui ont, disent-ils, des secrets admirables pour les guérir, et tous ces secrets ne sont, au fond, que des bagatelles .... Et ce qu'il y a de plus étonnant, c'est que des gens de bon sens ont la faiblesse de donner dans une telle extravagance[1] ! »

Et cependant, la thérapeutique de cet homme célèbre est loin d'être à l'abri des illusions que nous cherchons à combattre. Ne le voyons-nous pas, lui, le sage naturiste, avoir tellement abusé de la saignée, qu'à la fin de sa carrière, mûri par les ans et l'expérience, il se voit contraint d'en faire le profitable aveu! Revenu alors des entraînements de sa jeunesse, il réduisait à un trop petit nombre peut-être les armes réelles de la thérapeutique ; mais, hélas ! il n'en était point encore ainsi quand il écrivait sa *Dissertation sur l'affection hystérique.* Là, il répandait à pleines mains les trésors de la polypharmacie, et parfois ne demandait à un remède, pour être préconisé par lui, que de *puer :* « En effet, toutes les drogues *qui ont une mauvaise odeur,* soit naturellement, soit par le *travail de l'art,* remplissent très-bien l'indication de rétablir les esprits dans leur direction ordinaire ; et je crois que l'esprit de corne de cerf, de sang humain, d'urine, celui que fournissent les os et les autres parties animales, tirent leur principale vertu de l'odeur empyreumatique et fétide qu'ils contractent par la violence du feu et qui leur est essentielle[2]. » Voici, pour terminer, deux formules prises à peu près au hasard dans ses ouvrages :

Contre la manie : « Prenez racine de brioine blanche pulvé-

---

[1] *Médecine pratique* de Thomas Sydenham, traduite par A. Jault, et revue par Baumes, pag. 282. — Paris, chez Gautret, 1838.

[2] *Loc. cit.,* pag. 253.

risée, un gros ; lait de vache, quatre onces : mêlez ensemble[1]. »

Contre la rage : « Prenez esprit de vin rectifié, quatre onces ; thériaque, une once. Faites une mixtion dont on frottera trois fois par jour la partie mordue, appliquant par-dessus un linge trempé dans la même mixtion[2]. »

Ne sont-ce pas là de ces *remèdes frivoles* que notre auteur vient d'attaquer lui-même avec une si juste énergie?

Au nom de l'expérience, Lazare Rivière défend, lui aussi, la polypharmacie des Arabes, et Ramazzini attaque le quinquina.

F. Hoffmann tombe dans les mêmes erreurs que ses devanciers et préconise avec ardeur les médicaments les plus absurdes. Dans sa *Pharmacopée médico-chimique*, le livre V, intitulé *De zoologia*, est un continuel tissu d'absurdités. Tous les animaux qui vivent sur terre, dans l'air ou au fond des mers, y apportent un immense contingent de remèdes. Pour prendre un des moins utiles, le chat fournit à la matière médicale sa graisse, son sang, sa tête, sa cervelle et sa peau.

Illius castrati pinguedo mirifice articulorum doloribus succurrit.

Sanguinis guttæ tres ex venula sub cauda aperta cati domestici maris epotæ epilepticos juvant.

»Caput cati nigri incineratum optimum est remedium.

»Ex cerebro puellæ philtra sua componunt, etc.[3]. »

Les médications absurdes que nous venons de rapporter, et bien d'autres encore, sont pompeusement insérées dans la célèbre *Matière médicale* de Geoffroy et dans sa continuation faite par Arnault de Nobleville et Salerne. Il y a là comme un monument impérissable de la crédulité humaine. Cette étude, qui

---

[1] *Loc, cit.*, pag. 333.

[2] *Loc. cit.*, pag. 337.

[3] *Frederici Hoffmanii Clavis pharmaceutica Schrœderiana*, pag. 654. — Halæ Saxonum, anno MDCLXXXI.

nous montre comment la fausse expérience peut tromper, combien les esprits supérieurs sont souvent solidaires des divagations de leurs contemporains, et combien nous devons réfléchir nous-mêmes avant d'oser dire qu'un remède a guéri un malade, cette étude est trop instructive et trop importante pour qu'on ne s'y arrête pas un instant.

C'est là que se trouve ce prodigieux remède du rat grillé contre l'incontinence d'urine, remède aujourd'hui si fort ancré dans les croyances populaires. Mais surtout vous ne pourriez jamais imaginer ce que le corps humain contient de médicaments héroïques [1]. Les cheveux calment les vapeurs et guérissent l'apoplexie et l'épilepsie. Les ongles purgent avec violence, mais « c'est un remède d'armée, qui ne convient qu'à des soldats, » sans compter qu'elles guérissent, elles aussi, l'épilepsie. En douteriez-vous ? Schroder l'affirme.

La cire des oreilles, « appelée par les Latins *cerumen aurium*, » possède une qualité savonneuse, abstergente et détersive. Ettmuller la recommande, tant à l'extérieur qu'à l'intérieur, contre la colique. Par ce moyen, un vieil imprimeur allemand recouvra la vue. La salive a mille propriétés, entre autres, d'après le docteur Muschel de Moschau, celle, pas mal recommandable, d'être un succédané du quinquina, ce qui tendrait à faire attribuer les fièvres intermittentes à l'action de cracher, car sans cela l'estomac resterait continuellement imprégné du précieux spécifique.

Que dire du sang humain bu tant chaud que froid ? Le docteur Lédélius a bien soutenu qu'il ne guérissait pas de l'épilepsie, mais il a contre lui tant d'autorités ! — Prenez-y garde ! ajoute-t-on pour établir la valeur héroïque de ce médicament, plusieurs malades sont devenus maniaques après une pareille boisson. — Ne l'étaient-ils pas auparavant ?

---

[1] *Suite de la Matière médicale de M. Geoffroy*, par MM. Arnault de Nobleville et Salerne, tom. VI, pag. 460 et suiv. — Paris, M DCC LVII.

4

Le superflu de la boisson est apéritif, atténuant, résolutif et détersif. Il lève les obstructions, guérit la jaunisse, dissipe les vapeurs. Ramazzini le recommande aux jeunes filles contre les pâles couleurs. Cette liqueur est encore utile dans l'hydropisie, dans la paralysie, dans la goutte, et dans toutes les maladies hypochondriaques. Celle d'un jeune homme bien sain est préférable. Cependant quelques auteurs sacrifient assez à la délicatesse des malades, pour n'oser la faire prendre qu'en lavement.

Et le *souphre occidental !* c'est le nom euphémique donné par Paracelse au *superflu de l'alimentation.* Ettmuller s'en servait comme d'un cataplasme souverain contre les bubons de la peste. Incorporé au miel, il agit fort heureusement contre l'esquinancie; il ne s'agit que de l'avaler. C'est un précieux topique pour les femmes qui tiendraient à conserver longtemps leur beauté. Dans les *Éphémérides d'Allemagne*, tom. IX, année 1752, le docteur Salentin raconte l'histoire d'une dame de grande qualité, qui entretenait auprès d'elle un jeune homme bien sain, dont le soin était de satisfaire aux besoins de la nature dans un bassin de cuivre hermétiquement fermé. Ledit domestique recueillait avec soin l'eau qui se trouvait attachée sous le couvercle et la mettait dans un flacon, « pour être conservée comme un parfum précieux sur la toilette de sa maîtresse.... Par ce fard odoriférant, elle sut se conserver belle toute sa vie. »

Je me lasse de raconter, même en abrégé, ces merveilles. Je voudrais passer sous silence les prodigieux effets thérapeutiques produits, d'après le livre en question, par l'arrière-faix, la mumie, la graisse, l'usnée. Et pourtant un bouillon fait avec des débris de placenta est souverain pour hâter l'accouchement, amener les règles, etc. La mumie, entre autres beaux effets, purge la tête et désenfle le corps. Enfin, la graisse humaine est bonne contre le marasme, les maladies de consomption et pour dissoudre le sang coagulé dans les viscères. Paullini a guéri par ce moyen une jeune fille d'un vomissement de sang désespéré.

Je m'arrête, car peut-être me fait-on déjà le reproche de donner trop d'importance à des niaiseries. Et cependant rien ne peut être plus utile qu'une pareille revue. Voilà, répétons-le encore, que, pendant un grand nombre de siècles, les médecins les plus recommandables ont administré journellement à leurs malades les remèdes les plus ridicules et les plus inactifs. Et si quelques-uns de ceux qui se moquent de leur pratique avaient pu à cette époque la leur reprocher, ils eussent répondu : Tous vos beaux arguments ne prouvent rien contre moi, je guéris ! Le sang humain guérit, l'urine guérit, les excréments güérissent. Raisonne-t-on autrement aujourd'hui, pour prouver l'efficacité des remèdes nouveaux ? Quand je songe qu'une illustre Académie, composée d'hommes éminents, vient d'accorder une grave attention à l'emploi de l'iodure de soufre contre la morve, et cela parce qu'*un seul morveux* a *guéri* après avoir pris ce médicament, le dirai-je franchement ? je sens dans mon cœur une extrême indulgence pour les fantaisies thérapeutiques des anciens, et je suis prêt à leur pardonner bien des erreurs.

Une dernière remarque à cet égard. Tous les jours, dans l'exercice de la médecine, nous nous heurtons avec dégoût contre les préjugés du peuple, et bien des fois nous n'avons contre eux d'autre ressource que celle de hausser les épaules. Mais ces préjugés, savez-vous d'où ils viennent ? savez-vous qui les a infiltrés dans le peuple ? Ce sont les médecins. Tout ce qu'il y a de ridicule dans les traditions du vulgaire est l'écho lointain des croyances de la science d'une autre époque. Les sorciers, qui ne vont plus sur le bûcher, mais en police correctionnelle, sont les petits-fils de ceux qui firent trembler tout le moyen-âge. Les vers, qui sont la cause de toutes les maladies de l'enfance, suprême exagération ! nombre de médecins, à l'exemple d'Andry, *homo vermiculosus*, les ont poursuivis, bien avant nos commères, de médicaments dérisoires. Les diatribes contre le quina n'ont pas

commencé dans les carrefours, mais dans les écoles. Et si encore
à notre époque, le soir, se glisse avec effroi chez le bourreau une
pauvre femme du peuple, soyez sûr qu'elle vient y chercher quelques-uns de ces terribles remèdes qui inspiraient toute confiance
à Ettmuller et à la plupart de ses collègues, les très-honorables
et très-doctes membres de l'Académie des Curieux de la Nature.

Voici la thérapeutique de Boerhaave jugée de main de maître :
« Par lui furent obscurcies les premières lueurs du vitalisme
qui avaient brillé dans Glisson, Stahl et Hoffmann. La matière
médicale rebroussa chemin vers le passé, et jamais les désobstruants,
les fondants, les discussifs, les délayants, les incisifs, les incras-
sants, les invisquants, etc., ne trônèrent plus savamment dans
les formules[1]. » Pour qui parcourra, comme nous venons de le
faire, cette matière médicale[2], le reproche ne paraîtra en rien
exagéré. Nul ne pourrait retrouver dans ce livre informe l'immortel
auteur d'aphorismes qui peuvent être lus et médités, même après
ceux d'Hippocrate.

En plein xviiie siècle, de Haën, ce maître justément renommé
de la grande école de Vienne, fait un livre sur la magie (*Magiæ
Examen ; Francofurti*, 1774.). Là n'est point sa seule erreur.
Après une rude discussion soutenue par lui contre Haller, ces deux
hommes célèbres conviennent de se partager le champ de la médecine, comme Antoine et Octave s'étaient partagé le monde. De
Haën laisse à Haller le droit de disposer en maître du domaine de
la physiologie, à la condition qu'il n'envahira pas celui de la
médecine pratique.

Ce partage n'est pas sans danger. Le praticien, quelque habile

---

[1] *Traité de thérapeutique et de matière médicale*, par Trousseau et Pidoux,
tom. I, pag. 3. Paris, 1851.

[2] *Hermani Boerhaave Libellus de materie medica.* — Lugduni Batavorum,
1740.

qu'on le suppose, s'il ne s'occupe pas de théories, deviendra crédule ; il acceptera bien des préjugés, s'enfermera dans ses habitudes, et, pour peu qu'on lui demande des explications sur sa conduite, il répondra : J'ai guéri par ce moyen dans un cas semblable. Bonne raison pour le vulgaire qui bat des mains, mauvaise pour un juge compétent ; car à ces *guérisseurs* empiriques on répond : Qui a guéri, de vous ou de la nature ? Et, en outre, le cas précédent sur lequel vous vous appuyez est-il analogue au cas actuel ? Contre un pareil argument les *guérisseurs*, gens d'ordinaire peu éloquents, n'ont qu'une réponse ; ils se fâchent, traitent leurs adversaires de théoriciens, et les perdent ainsi pour toujours dans l'opinion publique. Quant à nous, et malgré un pareil danger, nous ne consentirons point à admettre que, pour savoir vraiment guérir des malades, la première chose à faire soit de renier à jamais le contrôle de la raison.

Nous terminerons par Stoll cette revue des grands médecins hippocratistes. Ici nous nous trouvons en présence d'un homme justement célèbre, dépourvu, grâce à l'époque où il vit, de préjugés astrologiques, ne croyant pas aux sorciers, prenant fort peu, sans que je sois disposé à lui en faire un reproche, ses médicaments dans le règne animal ; et cependant, nous relèverons chez lui un grand nombre des illusions auxquelles nous avons déclaré la guerre. Pour ne pas être ridicules, elles n'en seront pas moins réelles. Contentons-nous d'un petit nombre d'exemples.

Dans la description de la fièvre d'été de 1777, il raconte l'histoire d'une variole compliquée de la fièvre saisonnière. En grand praticien, il tira les indications principales du traitement, de la complication, et non de la fièvre éruptive elle-même La variole évolua assez régulièrement, mais dans la convalescence « il survint beaucoup de furoncles qui excitèrent de la douleur, de l'insomnie et une suppuration abondante, et qui tourmentèrent le malade beaucoup plus que ne l'avait fait la petite vérole elle-

— 48 —

même. *Le quinquina réprima l'abondance de la suppuration*[1].» J'attaque formellement cette conclusion au nom de la logique, et je dis que rien dans l'observation ne peut en donner des preuves suffisantes. La suppuration n'aurait-elle pas eu un terme quelconque, que le malade prît ou non du quinquina? Y a-t-il une mesure de la quantité de pus qui doit être fournie en pareille circonstance, pour qu'on puisse affirmer qu'elle n'a pas été atteinte? La suppuration a-t-elle une marche fixe, de manière à ce qu'il soit possible de déterminer quels changements ont été produits par le quinquina? La durée de la convalescence a été longue, plus longue que celle de la variole elle-même ; le pus a été rendu abondamment : où donc voyez-vous que l'écorce du Pérou l'ait diminué? Stoll ne paraît pas soupçonner toutes ces difficultés. Un malade suppure, la suppuration cesse plus ou moins longtemps après l'administration du quinquina ; donc le quinquina en a réprimé l'abondance. Toujours le même sophisme dans l'interprétation de la causalité thérapeutique. Le remède n'est pas ridicule comme ceux d'Hoffmann et d'Ettmuller ; son efficacité dans le cas actuel n'est pas plus certaine.

Quelles sont les données positives du problème thérapeutique que Stoll avait à résoudre? Les voici :

Il pouvait étudier avec soin le quinquina et connaître, non par une seule, mais par un grand nombre d'expériences, sa propriété tonique. D'une autre part, il lui était possible de préciser les signes de l'asthénie, de les trouver chez le sujet en question, et de rapporter, par une conjecture plausible, la prolongation de la suppuration à l'asthénie. Il en arrivait ainsi à l'indication rationnelle de l'emploi du quinquina ; mais voilà tout. Affirmer que l'écorce du Pérou a véritablement agi en cette circonstance, et surtout

---

[1] *Médecine pratique* de Max. Stoll, traduite par Mahon, pag. 147. — Paris, chez Gautret, 1838.

qu'elle a réprimé l'abondance de la suppuration, alors que cette suppuration pouvait très-bien diminuer spontanément, alors surtout qu'elle a été considérable et a persisté longtemps, est une conclusion purement hypothétique et qui a bien des chances d'être erronée. L'emploi du quinquina était indiqué, je l'accorde. A-t-il agi? Je n'en sais rien. Voilà une de ces incertitudes qu'il est nécessaire de préciser, comme je le disais dans mon introduction. Sans cette prudente réserve, affluent les causes d'illusions. Que l'on m'objecte que cette indécision est bien triste, je répondrai qu'elle tient à la nature même des choses, et que nous ne ferons jamais qu'il n'en soit pas ainsi. Mais ce qui est en notre pouvoir, — et après de longues divagations il en est temps enfin, — c'est d'écarter de la thérapeutique toute illusion, et de n'y admettre que des réalités. Là est pour l'avenir la condition indispensable du progrès.

Tout à l'heure, Stoll vient fort hypothétiquement de faire réprimer au quinquina l'abondance d'une suppuration; il va maintenant lui donner un rôle bien plus singulier. Chez un sujet atteint de rougeole avec « *fièvre bilioso-pituiteuse* », la complication fut combattue par les évacuants, et tout fut pour le mieux. Pour hâter la convalescence, le médecin de Vienne « donna du quinquina, avec un sel, afin d'achever de *dompter ce qui restait de matière altérée* [1]. »

S'il ne s'agit plus de *dompter* la *matière*, mais « de dégager le peu de matière visqueuse et tenace qui peut encore être arrêtée dans les capillaires [2] », ce n'est plus au quinquina qu'il a recours, mais à l'antimoine diaphorétique non lavé. Ailleurs il ordonne les bouillons de vipère « contre la fièvre lente produite par un âcre

---

[1] *Loc. cit.*, pag. 152.
[2] *Loc. cit.*, pag. 155.

psorique, achoreux, dartreux, muriatique [1] »; ailleurs il parle de « médicaments qui raréfient le sang [2] », etc.

Or, que sont ces médicaments qui ont le pouvoir de dompter la matière altérée, de dégager la matière visqueuse et tenace arrêtée dans les capillaires, de combattre l'âcre psorique et muriatique, de raréfier le sang ? Rien que des illusions au premier chef que l'on est étonné de trouver dans un praticien éminent comme Stoll. Il y a là une double erreur : une fausse conception de la maladie, et une fausse conception de l'action des remèdes. Il n'existe pas plus de matière visqueuse arrêtée dans les capillaires et d'âcre psorique, qu'il n'y a de médicament qui ait le pouvoir de les combattre. Ce langage métaphorique est aussi éloigné que possible de la réalité ; il est gros de fautes pratiques.

— Arrêtez, me dira-t-on ; le langage est mauvais, d'accord ; mais la pratique est bonne. Stoll savait fort bien guérir ses malades, et même, sans vous offenser, mieux que vous qui le critiquez ; seulement il rend mal compte de ses guérisons.

— De deux choses l'une, répondrai-je : ou la pratique n'est pas guidée par une théorie, ou elle est guidée par elle.

Si elle n'est pas guidée par une théorie, tous ses résultats sont inacceptables. Le fait d'avoir vu guérir un malade, après lui avoir administré un remède, ne signifie rien par lui seul ; nous l'avons surabondamment démontré.

Mais si à toute pratique sérieuse il faut une théorie, tant vaut la théorie, tant vaut la pratique. Ce serait faire injure à Stoll que de croire qu'il donnait le quinquina ou l'antimoine en aveugle ; il voulait bien et dûment dompter la matière, ou tout au moins l'atténuer, raréfier le sang, et enfin combattre cet âcre psorique, moulin à vent contre lequel se sont escrimés si longtemps les don Quichottes du faux Humorisme.

---

[1] *Loc. cit.*, pag. 429.
[2] *Loc. cit.*, pag. 431.

Et qu'on ne se trompe pas sur mon intention. Je ne veux point rabaisser Stoll par mes critiques ; personne, plus que moi, ne vénère sa mémoire et n'admire sa haute valeur. Mais je poursuis toujours mon but, celui de démontrer combien est difficile l'appréciation de la causalité thérapeutique ; et plus l'erreur que je signale vient de haut, plus elle est probante pour la thèse que je soutiens ; voilà pourquoi je n'ai pu laisser dans l'ombre les erreurs de Stoll, pas plus que celles de Sydenham, de Galien et même d'Hippocrate.

Et que serait-ce si, au lieu de choisir comme exemple les hommes qui sont restés fidèles aux traditions Hippocratiques, je m'étais adressé aux systématiques, qui ont cherché, depuis le commencement des temps modernes, à renverser un édifice séculaire, et qui ont bâti sur quelques hypothèses des thérapeutiques illusoires et désastreuses pour l'humanité ! Je me bornerai à dire quelques mots, en passant, des Chimiâtres et des Mécaniciens.

Un chimiâtre, et je ne veux parler ici qu'au passé, était un homme qui prétendait pompeusement que les lois de la médecine, qu'il n'avait pas étudiées, étaient absolument identiques à celles de la chimie, qu'il ne pouvait encore connaître, et qui traitait ses adversaires d'ignorants parce qu'il ignorait lui-même. En tout point il était semblable à ces infortunés qui ont un défaut dans l'appréciation des couleurs, et qui s'obstinent à y voir jaune quand le genre humain y voit vert. Tel fut Sylvius de le Boë.

Nous n'avons pas à nous occuper ici de sa physiologie ni de sa pathologie ; qu'il nous suffise de dire qu'il attribuait toutes les maladies à un excès d'acide. Sa thérapeutique découlait de ce principe et n'avait qu'une seule indication : gorger le corps d'alcalins afin de neutraliser ces terribles acides. Ces idées le guidèrent dans le traitement d'une épidémie de peste qui ravagea la Hollande. Il y laissa sa femme, sans compter beaucoup d'autres victimes. Mais comme, malgré ses efforts, tous les pestiférés ne

moururent pas, il eut encore bon nombre de guérisons à rapporter
aux alcalins, ce qui le consola.

Citer encore Willis, c'est en dire assez sur les Chimiâtres. La
thérapeutique du médecin anglais ne se trouve pas identique à
celle de Sylvius, elle est beaucoup moins simple. Elle ne se préoccupe pas uniquement des acides, mais surtout et singulièrement des malversations des esprits animaux. Tant d'habileté
devait avoir ses fruits. Aussi le roi Charles II, qui protégeait
cependant beaucoup notre héros, et pour lequel Willis avait porté
les armes, aimait à dire de lui : « Il m'a enlevé plus de sujets
que ne l'aurait fait une armée ennemie [1]. »

Quant à la thérapeutique des Mécaniciens, et spécialement
d'Hecquet, Sylva, Martin, Helvétius, Quesnay, on l'a depuis
longtemps reconnue dans celle du médecin redoutable que Le
Sage a immortalisé.

Trois grands systèmes nous restent à étudier succinctement,
avant d'en arriver à l'étude de la thérapeutique contemporaine.
Ils ont eu une grande célébrité, et l'émotion qu'ils ont produite
ne s'est pas encore complètement calmée ; ce sont ceux de Brown,
de Rasori et de Broussais.

Pour Brown, l'humanité tout entière est comme tombée en
faiblesse ; l'organisme n'a aucune activité spontanée et ne possède que la faculté d'être incité. Ce besoin d'incitation, qui existe
pendant la santé, est encore bien plus marqué pendant la maladie. Aussi quelle longue liste de remèdes excitants et stimulants !
Le vin devient comme une sorte de panacée : « Il était la boisson
favorite que le médecin Écossais prescrivait à ses malades, et que
souvent il partageait avec eux, sans doute pour réunir la force
de l'exemple à celle du précepte. Il prenait l'humanité par son
faible. Aussi sa doctrine enivrante ne fit qu'un saut du centre

---

[1] *Biographie médicale* de Bayle, tom. I, pag. 462. Paris, 1840.

aux extrémités de l'Europe, si l'on en excepte la France, qui aime mieux vendre ses vins que les boire. Je ne dis rien du mal qu'elle fit à l'humanité[1]. » Si l'on mourait dru, du moins l'on mourait gaiement. Cependant Brown, orateur ardent et passionné, mais peu instruit dans son art, Brown qui ne voyait que peu de malades, car on ne l'appelait que dans les cas désespérés, parlait au nom des faits, au nom de l'expérience, au nom de ses guérisons. Refusant toute activité à l'économie, il niait par cela même la nature médicatrice. Toute guérison était donc bien et dûment réputée produite par une thérapeutique incendiaire, et venait confirmer dans sa foi le bouillant novateur.

Son système fit des prosélytes célèbres. De ce nombre, à ses débuts, fut Rasori.

Celui-ci procéda avec une remarquable logique. Il traitait à Gênes une épidémie de typhus par le système de Brown, et la mortalité était terrible. Ouvrant alors les yeux, il fit le raisonnement suivant : Puisque la stimulation ne convient pas à une maladie déterminée, la contre-stimulation doit admirablement convenir à toutes. Épris d'une aussi belle idée, il fit volte-face et pratiqua, comme on l'a dit, du *brownisme retourné.* Tout à l'heure la vie ne pouvait subsister sans une impulsion extérieure, maintenant sa réaction est exagérée dans toutes les maladies, et la massue d'Hercule est sans cesse levée pour abattre ses moindres manifestations.

Pendant ces mémorables luttes, que devenaient les malades ? Les affections de même nature traitées, d'une manière exclusive, tantôt par les excitants, tantôt par les débilitants, étaient nécessairement aggravées par l'une de ces thérapeutiques exagérées et même par les deux. Et si la plupart des sujets ne succombaient

---

[1] *Examen de la méthode curatrice nommée homéopathie*, par le docteur Bigel, tom. I, pag. 55. Varsovie, 1827.

pas à ces redoutables excès, c'est que la bonne nature était là,
pour aider même les aveugles qui niaient son existence.

Il y a des esprits timorés qui reculent jusqu'aux dernières
limites la conciliation de l'éclectisme. Ils saisissent les différences
fondamentales qui séparent la thérapeutique des divers systèmes,
et ils en sont effrayés. Ils redoutent le discrédit qui peut en rejaillir sur la science. Ne vous effrayez pas, disent-ils pour sauver
du moins les apparences, de divergences au premier abord si extra-
ordinaires. Tel traite une maladie donnée par les toniques, tel
autre par les débilitants ; l'un et l'autre prétendent guérir par leurs
médications, et s'accusent à tort mutuellement d'erreur. Leurs attaques sont injustes et leurs pratiques rationnelles. Les maladies,
causes d'un pareil débat, cachent sous des formes identiques une
complète diversité de nature. Ainsi, les contradictions thérapeutiques ne sont qu'apparentes ; elles sont la conséquence nécessaire
des diversités de climats, de constitutions médicales, d'endémies
et d'épidémies.

L'argument paraît très-sérieux, et cependant il n'est point
fondé. Loin de nous la pensée de nier les mutations que font
éprouver aux maladies les circonstances ci-dessus énumérées.
L'examen des constitutions médicales est comme la boussole de
la thérapeutique. Mais, n'en doutez pas, les novateurs et les systématiques ne procèdent point avec la circonspection que vous
leur prêtez gratuitement ; ils ne plient pas leurs théories aux faits,
ils plient les faits à leurs théories. Que quelqu'un se mette une
médication exclusive en tête, il verra, pour la légitimer, des symptômes que nul autre ne reconnaîtra avec lui. S'il veut saigner,
le pouls sera dur ; s'il incline vers les toniques, le même pouls
deviendra misérable. Telle langue saburrale pour l'un est rouge
pour un autre, suivant que le premier abuse des vomitifs et le
second des sangsues. Combien de fois n'avons-nous pas été
témoin d'un pareil aveuglement !

Brown, nature ardente et passionnée, s'était précipité dans les plus formidables excès. Il abusait pour lui-même du vin et du laudanum, qui, lui donnant une surexcitation passagère, le jetaient ensuite dans la prostration. Il prit pour primitive une débilité qui n'était que secondaire, et se créa un monde à son image. Rasori eut, pour fonder sa doctrine, un autre motif : il était d'abord tombé dans l'excès contraire. Les extrêmes se touchent, c'est là une vérité vulgaire, et dans les riches imaginations les changements subits et complets sont surtout fréquents.

C'est ainsi que la conception des systèmes médicaux s'éclaire d'ordinaire par l'étude analytique de l'esprit humain. Si nous avons trouvé dans la tendance de l'homme à prendre les rapports de succession pour la causalité, le grand motif des illusions thérapeutiques, nous apercevons dans les replis du cœur le point de départ des systèmes de Brown et de Rasori.

D'ailleurs, l'objection des éclectiques tombe d'elle-même quand on examine de près les faits. Vous soutenez que les lieux, les climats et les constitutions médicales peuvent rendre compte des oppositions thérapeutiques signalées entre Brown et Rasori. Or, que dit l'expérience? que les climats froids engendrent les maladies sthéniques, et les climats chauds les asthéniques. Et voilà bien les jeux du hasard : c'est en Écosse que Brown ne voit dans tous les états morbides que faiblesse, tandis que Rasori, qui a affaire à des Italiens énervés par la chaleur, les débilite encore par sa contre-stimulation insensée! En vérité, en même temps qu'il retournait les dogmes de son rival, il aurait dû tout au moins retourner aussi la carte.

Non, ne cherchons point, par je ne sais quelle pusillanimité scientifique, à dissimuler de telles erreurs. Celles de Brown et de Rasori sont immenses.

Le troisième grand novateur dont nous ayons à nous occuper, c'est Broussais. Broussais, comme Rasori, est aux antipodes de

Brown ; mais c'est là leur seul point de contact. Tandis que le médecin italien fait consister la maladie dans une surexcitation de l'ensemble, et que, somme toute, son système conserve l'idée spiritualiste, le médecin français est le disciple exagéré de Haller et de Cullen. La matière organisée est tout l'homme. L'ensemble n'est qu'un composé de parties réunies par la sympathie. La maladie ne peut être que la surexcitation d'une de ces parties et l'émotion sympathique qui en résulte dans l'organisme. Aussi la contre-stimulation de Broussais n'est pas générale comme celle de Rasori ; elle ne s'adresse qu'à un organe, qui, neuf fois sur dix, est l'estomac. Elle est elle-même presque invariablement produite par les sangsues. La thérapeutique perd ainsi d'un seul coup, et au détriment des malades, ses meilleurs remèdes.

Et cependant c'était au nom de l'expérience que le systématique promulguait ces dogmes nouveaux. Lui aussi, il guérissait ! Lorsque, niant la vertu spécifique du mercure, il voyait dans la syphilis une pure irritation qui devait céder aux sangsues et à la diète, il guérissait ! Lorsque le moindre embarras d'estomac était, au milieu de l'effroi de la foule, proclamé par lui une gastrite et exigeait encore un nombre fabuleux des inévitables annélides et une diète plus austère, il guérissait ! Le premier malade allait quelque temps après dans un autre hôpital, en proie aux symptômes secondaires et tertiaires de la syphilis, couvert de dégoûtantes éruptions, carié et nécrosé ; qu'importe ! il n'était plus sous les yeux des élèves du Val-de-Grâce, où il avait été guéri ! Quant au second, comme son embarras gastrique eût cédé à quelques jours de repos et d'un régime convenable, il n'avait qu'à se remettre, en outre, de l'anémie dans laquelle on l'avait plongé. Sa bonne nature avait une double besogne, dont elle se tirait tant bien que mal.

Mais, hélas ! il arriva un jour que le système amena des effets si terribles qu'il fallut bien ouvrir les yeux. La conquête de l'Afrique mit la médecine broussaisienne en présence d'une terrible maladie, spécifique entre toutes. Comment oser, pendant que vibraient encore les derniers échos de la parole du Maître, faire arriver au contact de la muqueuse de l'estomac ce terrible incendiaire qui a nom quinquina! Aussi, par un redoublement d'effort et d'énergie, les sangsues essayèrent d'entrer en lutte contre lui. Les revers furent terribles ; le roi de France n'eût pu que trop appliquer au médecin de ses armées les paroles du roi d'Angleterre sur son cher Willis. Bien plus que les balles des Arabes, les sangsues ravagèrent nos pauvres soldats. Il en fut ainsi jusqu'à ce qu'un homme remarquable, M. Maillot, s'appuyant sur les préceptes de Torti, vint, par l'autorité de son exemple et de ses leçons, mettre fin à ces extravagances et conformer en partie sa thérapeutique à celle du grand médecin italien.

Que de fois, en parcourant à Alger notre service d'hôpital encombré d'affections paludéennes dans lesquelles la saignée présentait des effets désastreux et le quinquina rendait de si éclatants services, ne nous est-il pas arrivé de nous rappeler que, dans les mêmes lieux, sous l'influence d'une idée préconçue, on avait honni le quinquina et saigné à outrance ! Alors, en nous-même, ému de ces regrettables souvenirs, nous jurions guerre à mort aux erreurs des systèmes et aux illusions de la thérapeutique.

Si le lecteur a bien voulu suivre avec bienveillance et jusqu'au bout le résumé historique que nous venons de présenter et le commentaire dont nous l'avons accompagné, nous espérons être parvenu à lui faire comprendre le but et l'importance de cette étude. Jetons un instant, pour la mieux préciser encore, nos regards en arrière.

A raison de la contingence des faits vitaux, la thérapeutique est fondée sur des rapports de causalité très-difficiles à saisir;

Pour nous rendre plus complètement compte de ces difficultés et des erreurs qui peuvent en être la conséquence, nous nous sommes retourné vers l'histoire et nous lui avons demandé des enseignements. Tout change, tout se renouvelle autour de l'homme : ses usages, ses préjugés et ses croyances, excepté l'homme lui-même et les qualités et les défauts constitutifs de son esprit.

Et d'abord nous est apparu un fait extraordinaire : un homme de génie, une des plus grandes et des plus belles intelligences qui ait brillé sur la terre, s'est montré à une époque où la médecine n'existait vraiment pas, et où elle n'avait d'autres adeptes que des philosophes rêveurs ou des prêtres fourbes. Cet homme, par une magnifique intuition, reconnut les grandes lois de la vie et de la maladie, et les principes fondamentaux de la thérapeutique. Sans être taxé d'orgueil et sans être démenti par l'avenir, lui qui fondait, à proprement parler, une science, il put écrire qu'il l'avait définitivement constituée. Il put écrire, sans qu'aujourd'hui on ait le droit de rire de sa présomption, ces mémorables paroles que M. Lordat rappelait naguère avec tant d'autorité : *Mihi medicina inventa tota videtur, constans et firma est doctrina medica.* Et, en effet, après lui, tous ceux qui prétendirent répudier ses traditions, n'y parvinrent que pour tomber dans l'erreur et fonder des systèmes voués à la mort. Branches détachées de l'arbre, ils se desséchèrent sans porter de fruits. Tous ceux, au contraire, qui voulurent créer des œuvres vivaces, acceptèrent comme point de départ ses antiques dogmes. Il fut la racine et la tige où poussèrent les rameaux, les fleurs et les fruits du progrès. Aussi, à toutes les époques et à travers les siècles, le nom d'Hippocratisme a toujours été conservé à la vraie et à la grande doctrine médicale.

Mais derrière cette consolante et splendide vérité, quel revers de médaille ! Quels funestes égarements n'avons-nous pas eu à signaler dans le domaine de la médecine, et surtout dans celui de la thérapeutique! Nous avons vu Hippocrate, infidèle lui-même aux principes qu'il a posés, attribuer aux plus futiles influences des effets thérapeutiques qui leur sont complètement étrangers; ses successeurs appliqués trop souvent à exagérer ses fautes et à oublier ses vérités; les Dogmatiques, les Méthodistes, les Empiriques comme emportés par l'émulation de l'erreur; le Galénisme s'associant dans des temps barbares à toutes les chimères de l'astrologie, de la sorcellerie et des plus honteuses superstitions, ou se livrant à tous les écarts d'une grossière polypharmacie; plus tard des hommes illustres réédifiant la science et rentrant dans la voie ouverte par Hippocrate, mais comme leur chef, bien plus que leur chef même, mélangeant le vrai et l'illusion; une action curatrice efficace attribuée, à l'envi, à tout ce qu'il y a de plus inerte et de plus dégoûtant, et Paullini écrivant, aux applaudissements de ses contemporains, une *Pharmacopée stercorale*; plus tard et presque de nos jours Brown, Rasori et Broussais luttant, par leurs systèmes insensés, à qui dépeuplerait le plus vite la terre; à toutes les époques enfin, dans tous les pays et dans la plupart des écoles, nous avons vu trop souvent une crédulité aveugle, insatiable et dégradante, plaçant sur les yeux de l'humanité un épais et déplorable bandeau.

Bien des fois, en retraçant un si triste tableau, nous avons cru entendre nos lecteurs s'écrier que nous nous complaisons à donner des coups d'épée dans l'eau, que toutes ces erreurs étaient bien loin de nous, que notre époque, illuminée par la civilisation, avait à tout jamais rompu avec ces illusions stupides, et que notre revue rétrospective était au moins inutile, si elle n'était même pas dangereuse.

Nous le reconnaissons avec une véritable joie, cette objection repose sur des apparences de vérité. Notre siècle, qui aime les données vraiment positives, repousse énergiquement bien des absurdités qui délectaient jadis nos aïeux. Les progrès des sciences, les efforts de la critique historique ont affermi le jugement des médecins ; et si la crédulité est loin d'être bannie du peuple, elle tend du moins à s'affaiblir dans les rangs des adeptes. Mais, nous l'avons plusieurs fois répété : pour ne plus être ridicules, pour ne plus choquer aussi directement le bons sens, les illusions thérapeutiques n'en existent pas moins encore ; celles du passé, discréditées aujourd'hui, nous éclaireront sur celles du présent, qui sont les conséquences d'un sophisme analogue.

D'ailleurs, le triomphe de la raison et du bon sens est-il complet ? Écoutez : Jadis, derrière le triomphateur Romain, tenté de se croire un Dieu, l'esclave criait sans cesse : Souviens-toi que tu es homme ! Souvent, en voyant s'avancer avec une surprenante rapidité le char de la civilisation qui porte la science, nous aussi, enorgueillis par les victoires et les progrès de la raison, nous pourrions être tentés d'attribuer désormais à notre époque une sorte d'indéfectibilité. Rassurons-nous : derrière la pompe triomphale qui célèbre les progrès de notre art, voici les clameurs bruyantes d'une secte qui a tout dépassé en aberration et en crédulité ; j'ai nommé l'homœopathie.

Discuter avec elle et avoir l'air de la prendre au sérieux, c'est faire ses affaires. Mais si je me garde de vouloir lui donner une leçon, je veux, et j'en ai bien le droit, qu'elle m'en donne une à moi-même ; et cette leçon, la voici :

Il y a certainement, parmi les homœopathes, bien des gens sans bonne foi qui courent à la vogue par toute sorte de moyens, et qui, honte des Facultés auxquelles ils ont surpris un diplôme, ont trouvé, pour leur ignorance, l'heureuse égide d'une science pleine de billevesées. Comme Sganarelle, ils cachent leur incompétence absolue sous les quelques noms latins dont ils ont affublé leurs remèdes. Mais, hâtons-nous de le dire, il y a aussi, parmi eux, bon nombre d'hommes parfaitement sincères et convaincus, et même certains esprits vraiment distingués.

Voyez cependant si, dans les temps anciens pas plus que dans les temps modernes, il a jamais été professé une absurdité comparable à la leur ? Écoutez-les parler au nom de l'expérience et vous dire que leurs globules ont guéri des malades, et constatez effectivement que bien des guérisons sont consécutives à leur préter du traitement. Et lorsque des esprits sensés, convaincus, quelquefois même remarquables, se trompent d'une façon si éclatante, rappelons-nous que, comme eux, nous sommes hommes et que, comme eux, nous pouvons errer dans cet obscur labyrinthe de la thérapeutique où ils se sont perdus. Quelle que soit donc notre répugnance, nous sommes forcé de nous arrêter un instant sur les rêveries d'Hahnemann et des siens, car dans aucun autre système n'est apparu plus clairement le sophisme que nous poursuivons de tous nos efforts. L'idée d'une polémique agressive, répétons-le, est bien loin de notre esprit ; nous cherchons à nous instruire : voilà tout.

Avons-nous besoin de rappeler ce que c'est qu'un remède homœopathique à dose infinitésimale ? Les chiffres démontrent qu'une goutte d'une *deuxième dilution* quelconque ne contient déjà plus qu'un dix-millième de grain de la substance choisie, et que la fraction de gramme de cette substance renfermée dans une solution au *trentième*, a pour dénominateur un **1** dont la valeur relative est très-suffisamment accrue par l'apposition à sa droite de soixante **0**. Comparé à la quantité de liquide qu'il faudrait pour diluer au *quinzième* seulement un malheureux gramme, l'océan Atlantique est une goutte d'eau et le déluge universel a été une mare. Quant à l'*atténuation* au trentième, le pain de sucre qui lui serait nécessaire, toujours pour un gramme de médicament, s'il n'avait que la terre pour base, aurait sa cime au-delà des soleils. Mais passons !

·Or, prenez les livres des homœopathes et lisez les effets observés, tant sur l'homme sain que sur l'homme malade, par un de ces
globules que l'art a consumé toute son énergie à rendre inertes,
jet vous croirez avoir le cauchemar. *A la suite de l'administration*
du remède se déclarent les plus terribles symptômes, qui vont
usqu'à persévérer pendant plusieurs semaines.

Voici, d'après le docteur Bigel, les effets de la ciguë vireuse,
atténuée à la fraction décillionième.

« Ivresse, on chancelle ; absence d'idées, privation des sens
internes et externes, stupidité, imbécillité dix minutes après avoir
pris le remède[1]....., etc. »

En vérité, qui reconnaître ici, on se le demande, de l'observé
ou de l'observateur ?

Stannum à la fraction billionième n'est pas moins terrible :

«Absence de mémoire, vertiges, face décomposée, figure sinistre, petits abcès purulents à l'angle de l'œil gauche, faiblesse
à ne pouvoir parler, rumeurs dans le bas-ventre, rétention d'u-
rine, érections, désirs vénériens effrénés, démangeaisons à l'anus,
consomption, phthisie pulmonaire, misanthropie[2], » etc. Il y en
a ainsi pour ledit *Stannum* neuf mortelles pages. Le courage
me manque pour aller plus loin.

Le quinquina « rend la face hippocratique, fait venir des mor-
sures dans les yeux et exhaler une odeur cadavéreuse[3], » etc.

Même énumération interminable de symptômes pour *Oleander*,
Cuprum, *Veratrum*, *Arnica*, *Ledum palustre*, *Angustura*,
Anarcadium, etc.

Voilà donc des effets considérables, terribles même, auxquels
on assigne expérimentalement pour cause quelques fragments de

---

[1] *Loc. cit.*, tom. III, pag. 73.

[2] *Loc. cit.*, pag. 84.

[3] *Loc. cit.*, pag. 100.

sucre taillés sur le patron du mil qui sert de nourriture aux oiseaux ! Et rien ne nous autorise à douter de la bonne foi et de la lucidité d'esprit de tous ces observateurs que nous surprenons ainsi plongés dans les plus profonds abîmes de l'erreur. Quelle leçon pour nous, et combien, si elle peut entraîner à de pareilles extrémités , l'appréciation de la causalité thérapeutique n'est-elle pas un problème ardu !

Il y a, dans notre espèce, des individus doués d'une telle modification de la sensibilité organique et vitale, qu'ils ne sentent rien comme le commun des hommes. On les voit, sans cesse préoccupés du jeu de leur machine, y découvrir les perturbations les plus bizarres. Ces monomanes sont ceux qui se prêtent le plus facilement à l'expérimentation des nouveaux remèdes. Il est probable que c'est sur des sujets pareils qu'Hahnemann et ses disciples ont fait l'essai de leurs globules. Je ne vois pas d'autre explication possible des immenses mystifications symptomatiques analogues à celles que nous venons de rapporter. Qui peut dire ce que ne ressentira pas dans son organisme un hypochondriaque qui croit avoir pris un médicament actif, auquel on dit de s'écouter, et que son médecin, sérieusement convaincu lui aussi, a la bonté de ne pas interrompre dans ses divagations? Mais est-il besoin des vertus des divins globules pour en arriver à ce résultat? Que de fois ne nous est-il pas arrivé à nous-même d'assister à des scènes semblables, après l'administration de ces admirables pilules *mica panis,* dont nous avons vu de pauvres insensés célébrer avec emphase les énergiques et admirables effets !

Dans le domaine pathologique, les conquêtes de l'*Hypermicropathie* ne sont pas moins saisissantes. Alors que, depuis tant de siècles, la médecine hippocratique est à peine parvenue à connaître quelques remèdes héroïques, eux, ces *médecins de l'avenir,* ils ont en quelques années trouvé un , que dis-je ? plusieurs spécifiques pour la plupart des maux.

Leur critique est nulle et leur crédulité immense, comme l'Océan, comme la quantité de liquide qu'il leur faudrait pour diluer leurs drogues. Ils se repaissent de chimères avec une inénarrable joie. Que leurs malades aient guéri spontanément, l'idée ne leur en vient même pas. Et on les voit, l'œil ardent, la figure inspirée, monter sur le trépied de la sybille pour proclamer au monde leurs myriades de guérisons !

Qu'il doit être terrible le supplice infligé à ceux qui possèdent de pareilles convictions! Vous allez boire, vous allez manger, vous allez respirer; malheureux, arrêtez-vous ! Si une de ces mille substances répandues à foison dans la nature et toujours présentes autour de nous, entraîne, à des doses qu'on ne peut ni physiquement ni chimiquement apprécier, les effroyables effets dont vous nous parlez, l'eau que vous buvez, la viande que vous mangez, l'air que vous respirez, peuvent devenir pour vous des poisons mortels. Ne voyez-vous pas qu'ils contiennent des fragments de vos drogues épouvantables? L'arsenic, le fer, le cuivre, la potasse, la soude, tous les minéraux, y déposent incessamment quelques-unes de leurs molécules. *Stannum* lui-même, dont nous venons de voir la sombre influence; *Stannum*, qui décompose la figure et la rend sinistre, qui détermine des rumeurs dans le ventre, non moins que la phthisie pulmonaire, et de petits abcès à l'angle de l'œil gauche, n'est-ce pas l'argenterie du pauvre; ne le porte-t-il pas, grossier véhicule de ses mets, perpétuellement à la bouche? Et par lui toute femme pourrait devenir une Messaline ! Si ces atomes imperceptibles répandus dans la nature sont inertes, pourquoi vos globules ne le seraient-ils pas? Est-ce leur entrée dans une pharmacie, ou plutôt la somme passablement élevée au prix de laquelle ils en sortent, qui leur imprimerait une vertu jusque-là inconnue? Serait-ce cette adorable plaisanterie des succussions ?

O vous qui croyez en l'homœopathie, confrères souvent honorables à qui il suffirait peut-être d'ouvrir les yeux pour être désillusionnés et rendre des services à la science, méditez, comme nous venons de le faire, l'histoire de la médecine! Voyez combien d'auteurs ont vanté des milliers de remèdes souverainement inefficaces! Je guéris, dites-vous ; et eux aussi ils le disaient bien haut : j'ai guéri ; j'ai guéri l'incontinence d'urine par l'administration d'un rat grillé ; j'ai guéri l'épilepsie avec des excréments ; j'ai guéri par des sortiléges ! Hé bien ! vos guérisons sont identiques aux leurs ; l'art y est complètement étranger : la nature les réclame tout entières. Non pas que l'art soit d'ordinaire stérile — bien loin de là est ma pensée, — mais il l'était dans ces mains aveugles ; il l'est aujourd'hui dans les vôtres.

Mais pourquoi se flatter de faire tomber de leurs yeux le fatal bandeau qui les recouvre ? c'est pour nous que leurs folles chimères doivent renfermer de graves enseignements. Si un grand nombre de malades sont vraiment guéris après avoir pris des remèdes homœopathiques, sachons combien est grand le pouvoir de la nature médicatrice ; et si nous voyons des guérisons rapportées à de tels remèdes, apprenons à connaître combien est difficile à résoudre le problème de la causalité thérapeutique. Allons même plus loin. Peut-on nier que des malades soignés longtemps par les moyens ordinaires de l'art, n'aient recouvré eur santé à la suite d'un traitement homœopathique ? Pourquoi refuser de croire à des faits qui paraissent avérés ? La médication par les infiniment petits, qui n'est que l'expectation pure, présente parfois cet immense avantage de soustraire les malades aux persécutions d'une thérapeutique irrationnelle et d'une polypharmacie tumultueuse. Débarrassée de la maladie dés remèdes, la nature est plus forte pour se rendre maîtresse de celle que lui a valu ce débordement de prétendus secours. Qui de nous, s'il en était réduit à cette fâcheuse alternative, ne préférerait être soigné par un disciple exclusif d'Hahnemann que par un ardent Broussaisien ! Trop souvent, avant de s'avouer son impuissance, la thérapeutique se livre à des tentatives désespérées ; mieux vaut cent fois alors RIEN, c'est-à-dire les solutions diluviennes de l'homœopathie.

Les recherches historiques dans lesquelles nous sommes entré nous mettent en mesure d'étudier plus facilement la médecine contemporaine et la manière dont elle comprend la thérapeutique.

Aujourd'hui, comme dès le berceau de la médecine, aussi bien en physiologie qu'en pathologie et dans le domaine de la thérapeutique, deux camps opposés sont en présence : celui des Organiciens, qui n'admettent dans l'homme que de la matière soumise aux lois du monde physique et celui des Vitalistes, qui attribuent l'organisation de cette matière à l'action d'une force spéciale à chaque être vivant. Ces deux doctrines opposées, qui, du temps même d'Hippocrate, inspiraient déjà les deux Écoles rivales de Cos et de Cnide, ont toutes les deux fait de grands pas en avant, elles sont aujourd'hui mieux et plus nettement formulées; mais elles sont toujours séparées, dans leurs principes, par un antagonisme aussi radical.

Au chapitre des Réalités, nous exposerons les théories de la doctrine Vitaliste sur la thérapeutique. Mais nous sommes encore au chapitre des Illusions, et c'est du système des Organiciens que nous allons nous occuper.

Si nous avions à étudier ce dernier au point de vue de certaines branches de la nosographie, l'anatomie pathologique et la symptomatologie, par exemple, nous aurions, avec joie, à retracer ses magnifiques découvertes et les progrès qu'il a fait faire à l'art. Malheureusement c'est par son côté faible que nous sommes amené à le considérer. Nous remplirons notre tâche avec énergie et conviction, tout en conservant le respect qui est dû à une École célèbre et aux hommes éminents qu'elle contient dans son sein. Nous la remplirons sans parti pris et avec le seul désir de trouver la vérité.

L'Organicisme considère la vie comme le résultat de l'organisation de la matière et, par une conséquence forcée, rapporte la maladie à une lésion quelconque de cette même matière. La lésion peut être inconnue, mais elle existe nécessairement au sein des solides ou des liquides de l'économie.

Dans un pareil système disparaît la conception de l'activité interne et spontanée qui, pour les Vitalistes, préside sans cesse à la composition et à la décomposition de l'agrégat matériel et au jeu harmonique des fonctions, sans la modification anormale de laquelle la maladie n'existe vraiment pas, et qui, par sa propre impulsion, tend à rétablir la santé alors qu'elle a été troublée. Oui, s'il n'y a, dans le corps vivant, que de la matière soumise aux lois du monde physique, ce que, depuis Hippocrate, on a appelé *nature médicatrice* n'est qu'une vaine spéculation de l'esprit, une fâcheuse hypothèse de cette ontologie contre laquelle Broussais a protesté avec une énergie si ardente.

La maladie étant toute matérielle, la thérapeutique ne peut avoir d'autre but que celui d'imprimer à l'organisme des modifications matérielles. Tout l'idéal consiste à neutraliser des bases par des acides et des acides par des bases, à désobstruer des canaux artériels ou veineux, à dégonfler des organes, etc. Cette thérapeutique est celle qui pratique le tamponnement du rectum contre le choléra, qui, pour guérir la phthisie pulmonaire tuberculeuse, comprime le thorax, et qui traite l'hydropisie de poitrine en obligeant les malheureux malades à se tenir nuit et jour debout, jusqu'à ce que la pesanteur ait entraîné vers les parties déclives la sérosité épanchée. C'est celle de M. Piorry qui est le Skoda de Paris, et de M. Skoda qui est le Piorry de Vienne.

La thérapeutique en question parle, elle aussi, au nom de l'expérience, affiche hautement ses guérisons et gourmande à tout propos ses rivales. Mais peu de médecins, il faut le dire, la prennent aujourd'hui au sérieux, car il y a généralement assez de bon sens dans la plupart des hommes, pour qu'ils reculent avec effroi devant les extrêmes conséquences de l'erreur ; aussi nous ne nous y arrêterons pas davantage, il nous suffit d'avoir signalé en elle une nouvelle et immense illusion de l'esprit humain.

Les Organiciens qui ont repoussé les déductions absurdes, mais logiques, de la thérapeutique dite *organopathique*, sont tombés dans un grand désarroi. Ils comptent dans leur sein beaucoup d'intelligences distinguées qui se sont gardées de rompre complètement avec la tradition Hippocratique. Ils ont donc créé une sorte d'éclectisme pâle et sans conviction, qui a fait son petit choix de vérités et d'erreurs [1] et a pris pour tâche d'imiter la conduite de ces juges qui, selon une expression vulgaire, cassent un bras à l'une des parties et une jambe à l'autre. Ainsi, on n'affirme pas, mais on ne nie pas formellement l'existence d'une nature médicatrice plus réservée et moins envahissante que celle qui s'étale dans les ouvrages des médecins Hippocratiques ; la doctrine des crises n'est ni précisément vraie ni précisément fausse ; les médicaments peuvent bien avoir une certaine action dynamique, mais il n'est point impossible qu'elle soit purement matérielle.

En somme, dans toutes ces irrésolutions il n'y a pas de base suffisante pour une science qui doit procéder par des affirmations continuelles ; car, administrer un remède, c'est commettre une légèreté condamnable en agissant à l'aveugle, ou bien c'est né-

---

[1] Cet éclectisme moderne a été jugé avec une remarquable logique par M. Emile Chauffard, dans divers de ses ouvrages. Plusieurs appréciations consignées dans cette page ont déjà été émises par lui.

cessairement affirmer une théorie. D'une autre part, entre la maladie qui est purement et simplement une lésion et qui peut tre enfermée dans un bocal d'esprit de vin, et les agents thérapeutiques destinés à la combattre, il a été le plus souvent impossible de saisir un lien rationnel; aussi, en définitive, a-t-on proclamé que, dans le champ de la médecine pratique, tout raisonnement était invalide, et a-t-on fait appel à l'expérience brute. C'est ainsi que, de nos jours, s'est montrée une secte tout aussi exclusivement empirique que celle qui s'était jadis constituée à la suite des excès des Dogmatiques. De là sont nées les deux grandes plaies de la thérapeutique moderne, l'expérimentation effrénée et la méthode numérique. Notre procédé, s'est-on dit, sera fort simple.

Supposons que nous ayons plusieurs fusils à comparer : ce n'est pas en examinant la sculpture de leurs crosses et le poli de leurs canons, que nous serons renseignés sur la justesse de leur tir; nous ferons venir un habile tireur et nous le prierons d'essayer plusieurs fois chacun des fusils. Celui de tous qui aura mis le plus de balles dans la cible sera le meilleur.

Pour juger quel est, entre plusieurs chevaux, le meilleur coureur, nous les conduirons sur un hippodrome, nous les ferons galoper ensemble, et celui qui arrivera le premier au but sera le vainqueur.

Ce mode d'expérience, continue-t-on, est aussi simple que le soleil est lumineux en Provence; et dire cependant que depuis tant de siècles la médecine en a été privée, et qu'Hippocrate lui-même n'a pas songé à l'appliquer à la thérapeutique ! Réparons à la hâte un pareil oubli. Dieu merci ! la matière à expérimenter ne manque pas; nous avons beaucoup d'hôpitaux, et dans ces hôpitaux beaucoup de malades. Puisque le raisonnement est une source d'erreurs, il faut contre toutes les maladies expérimenter tous les remèdes. La tâche est quelque peu rude ; donc, à l'œuvre !

Si un malade guérit après l'administration d'un remède, nous tiendrons le médicament pour utile dans ce cas particulier, et nous lui donnerons un bon point.

Si le malade meurt, l'agent thérapeutique, au contraire, sera réputé nuisible, et il lui sera infligé une mauvaise note.

Puis il n'y aura plus qu'à faire une simple addition. Comme un général après la bataille, nous compterons les morts et les survivants. Et, de même que tout à l'heure le meilleur fusil était celui qui mettait le plus de balles dans la cible, de même, mais inversement, le meilleur remède sera celui qui mettra le moins de malades au tombeau.

Les résultats de cette expérimentation ont pu ainsi être exprimés en chiffre. Tel médicament contre telle maladie guérit 7 malades sur 10 ; tel autre 7 et demi ; tel autre 7 trois quarts. L'activité des poisons est formulée avec la même précision. Des tables ont été dressées, qui nous apprennent le poids de chaque substance vénéneuse nécessaire pour tuer un kilogramme de chien. Il est dommage qu'une idée aussi splendide ne soit point venue à Locuste : quel autre expérimentateur eût pu nous apprendre ce qu'il faut de poison pour tuer un kilogramme d'homme !

Le merveilleux des essais thérapeutiques modernes c'est que, dans les mêmes maladies, les médicaments les plus opposés ont des conséquences à peu près identiques. Ainsi, dans la fièvre ty-phoïde, par exemple, vous supposeriez peut-être que si le mono-pole thérapeutique du quinquina est un bienfait pour l'humanité, celui des saignées coup sur coup doit singulièrement nuire, et que l'emploi exclusif des sangsues préconisé chaudement par les uns, exclut l'emploi exclusif des purgatifs vanté à outrance par les autres. Grande erreur de votre part ! toutes ces divergences fon-damentales dans les moyens employés, s'effacent dans les résultats obtenus : quinquina ou saignées, c'est comme qui dirait blanc bonnet ou bonnet blanc ! Une moitié ou un quart de malades

guéris en plus ou en moins par les médicaments les plus contradictoires, constituent les différences consignées dans les statistiques de l'expérimentation ; de sorte que, consultée sur la valeur
des remèdes, celle-ci répond comme un avocat célèbre auquel
un confrère novice demandait des éclaircissements sur la bonté
d'une cause :

« Mon jeune ami, disait le vieux retors, j'ai plaidé le pour et
j'ai gagné, j'ai plaidé le contre et j'ai gagné encore. »

Comment a-t-on pu en arriver à des conclusions aussi absurdes?
C'est ce qu'il est à la fois curieux et utile d'examiner. Nous n'a-
vons, dans ce but, qu'à étudier les procédés de l'expérimentation
empirique et de la méthode numérique, qui en a été de nos jours
le digne complément.

Et d'abord, commençons par l'expérimentation.

Pas de raisonnements! s'écrie-t-on; des faits ! et l'on se met à
l'œuvre. Toutes les substances de la nature sont essayées contre
toutes les maladies. On laisse bien de côté la plupart de ces
produits animaux dégoûtants qui faisaient les délices pharma-
ceutiques de nos aïeux. Mais le règne végétal et le règne minéral
fournissent un immense contingent à la matière médicale. Les
climats exotiques, plus facilement explorés de nos jours, donnent
l'appoint de leur végétation luxuriante. La chimie, marchant à pas
de géant, décuple la liste de ses créations ; on s'empare des substances les plus actives comme des poudres inertes ; les poisons
ont leur tour de faveur. Le respect pour la vie des malades,
trop souvent on l'oublie, et le seul souci que l'on ait dans une
expérience, c'est d'en avoir les prémices ! Que si le petit monde
dont on veut prendre possession compte déjà un ou plusieurs
Christophe-Colomb, il est très-utile de l'ignorer, ou tout au moins
de faire comme si on l'ignorait en effet.

Il semble que l'insatiable ambition de Pyrrhus soit passée dans
toutes les âmes. Tant qu'il reste *quelque chose à faire*, c'est-à-

dire quelque nouvelle drogue à enrôler dans une potion, point de repos ! Qu'importe que pour une maladie on ait découvert un médicament proclamé bon, il faut en trouver un meilleur ! On brûle ce qu'on adorait hier ; on adore ce que vingt autres ont déjà brûlé. S'il y a dans la presse médicale d'excellentes feuilles qui contribuent pour une large part aux conquêtes de la science, il en est qui ne vivent que de ces frivoles nouveautés. Paraît-il une œuvre sérieuse, elles ne s'en préoccupent pas. Vantez contre le plus petit des maux le plus petit des remèdes ; ajoutez à votre panégyrique deux ou trois observations insignifiantes évidemment arrangées pour les besoins de la cause : votre factum sera accueilli avec enthousiasme et votre nom retentira dans l'Europe entière, acclamé par les cent bouches de la Renommée.

Aussi, quelle expérimentation aveugle et insatiable, et quelle immense pâture, hélas ! pour l'anatomie pathologique ! Ces magnifiques progrès qu'elle a faits de nos jours, elle en doit un bon nombre aux occasions que lui a fournies l'empirisme effréné.

Et si encore, après de douloureux sacrifices, on avait pu constituer la science ! Mais l'empirisme, qui bannit les théories, est tel de sa nature, qu'il est voué à demeurer à jamais stérile. Comme Saturne, il dévore ses enfants ; c'est le tonneau que les Danaïdes ne pouvaient jamais remplir ; c'est encore le travail que Pénélope défaisait avec autant de soin qu'elle en avait mis à le faire. J'admets avec vous qu'à force de tâtonnements, vous ayez obtenu pour une maladie donnée un médicament passable et même bon : qui vous dit que, s'il est bon, il est le meilleur ? Puisque la méthode vous a ordonné jusqu'ici de chercher, elle vous l'ordonne encore. Vous arrêter, c'est vous condamner vous-même, c'est condamner vos tentatives passées. De quel droit appellerez-vous plus tard à votre secours le raisonnement, que vous avez, au début de vos recherches, proclamé la source de toutes les erreurs ? De quel droit vous reposerez-vous sur vos lauriers, alors qu'il y en a d'autres à conquérir ? Aujourd'hui vous avez un remède qui guérit 7 malades sur 10 ; rien ne vous dit qu'avec un autre vous n'en guérirez pas 9 ou 8 ou tout au moins 7 et demi. Cherchez donc, tâtonnez ; cherchez et tâtonnez encore. En avez-vous fini avec le règne végétal, vous avez le règne minéral, vous avez les métalloïdes et les métaux, les acides et les alcalis, les sels tant simples que doubles, vous avez les animaux eux-mêmes. Qui sait si vous n'y retrouverez pas les richesses thérapeutiques que les anciens savaient y découvrir ! Cherchez, et ne craignez rien, d'ailleurs, pour vos intérêts. Si votre temps est souvent mal employé pour vos malades, il ne le sera jamais pour vous. *Sic itur ad astra !* Cherchez, il y aura toujours du papier pour recevoir vos élucubrations, et des.... désœuvrés pour les lire !

Mais si le travail de l'expérimentation, telle qu'on la pratique de nos jours, est déjà inutile pour nos contemporains, il le sera bien plus encore pour la postérité. S'ils restent fidèles à votre empirisme, les siècles futurs se replongeront dans les agitations qui semblent aujourd'hui avoir épuisé toute votre énergie. On les verra renouveler les exagérations de vos expériences et retomber dans les fautes que vous avez commises et dans tous vos déboires. Ah ! vous aurez beau leur crier à l'avance : casse-cou, ils ne croiront à l'abîme que lorsqu'ils y seront eux aussi enfouis. Les funestes égarements de Broussais et des siens ont, de nos jours, discrédité les émissions sanguines à outrance ; nous les verrons peut-être remises bientôt en vogue.

Nous n'en dirons pas davantage en ce moment de l'expérimentation, car au chapitre des Réalités de la thérapeutique nous aurons à la remettre en scène, pour prouver son utilité lorsqu'elle est bien dirigée, et pour exposer les règles qui doivent servir de sanction à ses résultats.

Arrivons-en maintenant à la méthode numérique. D'Amador lui a porté des coups si terribles, qu'elle n'a pu logiquement s'en relever, et beaucoup la conspuent là même où elle trônait souverainement naguère ; aussi ne nous en occuperons-nous que fort succinctement, et seulement pour ne pas laisser de vide dans le cadre que nous nous sommes tracé.

Au premier abord, rien de plus séduisant que cette méthode : elle semble trouver sa raison dans les innombrables illusions que nous avons énumérées. Pourquoi s'est-on si fréquemment trompé dans l'appréciation de la causalité thérapeutique? C'est parce qu'on a observé sans rigueur, en se contentant d'à peu près et en ne soumettant point à une critique sévère les résultats de l'expérimentation. Les mathématiques, avec leur caractère de précision, paraissent donc un port de refuge pour échapper à ce danger.

Malheureusement, il n'y a encore là qu'une illusion décevante au premier chef. L'arithmétique est un instrument qui fournira des résultats exacts, à la condition seulement qu'elle opérera sur des chiffres exacts. C'est ainsi, si je ne me trompe, qu'un moulin, quelque parfaits que soient ses rouages, ne rendrait pas de farine si on ne lui offrait à broyer que de petits cailloux.

La méthode numérique consiste à essayer divers remèdes chez des sujets atteints de la même maladie, et à donner la palme au remède, qui sur un même nombre de malades, en a guéri le plus en moins de temps.

Pour qu'une pareille conclusion soit juste, il faut évidemment que, pour chaque maladie sur laquelle on expérimente, les cas observés qui doivent être additionnés afin de former un nombre destiné à être comparé à un autre, soient identiques [1] ; il faut que

---

[1] Il est bon de ne pas oublier que, puisqu'on opère sur des nombres, il faut opérer sur des nombres exacts, et que pour former des nombres avec des *quantités* quelconques, il est nécessaire que celles-ci soient susceptibles d'une comparaison précise avec une quantité de même espèce prise pour *unité*. Quand on entre dans le domaine des mathématiques, on est obligé d'accepter toute la rigueur de leurs méthodes.

chaque remède soit toujours le même, et que son action ne varie pas en agissant sur les différents organismes ; il faut, enfin, qu'il y ait eu entre l'administration du remède et les phénomènes ultérieurs qui se passent dans l'organisme, non un rapport de succession, mais un rapport de causalité. En somme, ces conditions *sine quâ non* de l'exactitude de la méthode numérique ont trait, soit au malade, soit au remède lui-même. Voyons si elles sont d'ordinaire remplies.

Dans chaque maladie, les cas soumis à l'expérimentation et additionnés pour former des totaux comparables à d'autres, sont-ils identiques? Comment les numéristes jugent-ils de cette identité? Par l'identité plus ou moins grossièrement reconnue des lésions et des symptômes. Mais c'est un fait consacré par l'expérience des siècles, et dont la démonstration peut se reproduire tous les jours, que, sous une apparente conformité de symptômes et de lésions, les maladies cachent les plus grandes diversités de nature dépendantes de l'âge, du sexe, du tempérament, de l'idiosyncrasie des sujets, etc., et des constitutions médicales, des épidémies, des endémies, etc.; de sorte que dans ce nombre immense de *quantités* qu'on nomme maladies, il n'en est peut-être pas deux complètement semblables. Prenons pour exemple la pneumonie, sur laquelle la méthode numérique s'est tant et si fort essayée. Il n'y a pas une seule espèce de pneumonies, il y en a un grand nombre : il y a des pneumonies inflammatoires, catarrhales, bilieuses, adynamiques, rémittentes, etc.; il y a des pneumonies d'enfants, d'adultes et de vieillards, et fréquemment les unes sont radicalement dissemblables des autres [1]. Or, l'arithmétique dit : *L'addition ne peut ajouter que des quantités*

---

[1] C'est ce que nous croyons avoir démontré par des faits et des raisonnements irréfutables, dans notre travail intitulé : *Des rapports entre les lésions anatomiques et les affections morbides, considérés surtout dans la pneumonie.* Montpellier, 1854.

de même nature et évaluées au moyen de la même unité. Si donc on ne peut pas ajouter ensemble des mètres et des kilogrammes, on ne doit pas davantage pouvoir additionner des pneumonies inflammatoires et des pneumonies adynamiques, car ces dernières quantités ne sont pas plus comparables entre elles que les premières.

Les effets des remèdes peuvent, de leur côté, soulever un grand nombre d'incertitudes qui attaquent la précision de la méthode numérique. La préparation des médicaments présente déjà quelques chances d'erreurs, faciles à éviter cependant avec un peu de soin. D'une autre part, il arrive que le malade, surtout s'il se doute que l'on expérimente sur lui, s'avisera bien parfois de ne pas prendre le remède ou de le prendre mal. Il est encore possible de parer à cet inconvénient, mais il est loin d'être démontré qu'on y ait toujours paré. Il n'y a pas d'hôpital où l'on ne cite, quand on est en famille, des faits de guérisons attribuées, avec tout le retentissement de la publicité, à des remèdes qui ont été retrouvés intacts dans la paillasse des malades, ou partout ailleurs, excepté dans leur estomac [2].

Mais, hâtons-nous de le dire, s'il n'y avait, dans les supputations de la méthode numérique, que ces deux dernières chances d'erreur, elles seraient fort insuffisantes pour en infirmer les résultats. Aussi l'objection suivante est beaucoup plus sérieuse : Comment voulez-vous comparer entre eux les effets d'un même remède, alors que, suivant les organismes, ils sont souvent très-

---

[1] Une dame non mariée faisait part au médecin de sa famille de ses *attaques de nerfs*, et non d'une métrite chronique qui avait été la suite d'un avortement ; et pour laquelle cette dame fréquentait mon cabinet, je la soumis à un traitement très-actif. Quand la métrite chronique fut guérie, les accès d'hystérie disparurent, et le médecin *publia l'observation de cette guérison par des pilules que la malade ne prit pas.* » *Traité de pathologie externe* ; par Vidal (de Cassis), 1851, tom. V, pag. 377.

différents? Quand vous additionnez entre eux un certain nombre d'effets thérapeutiques, vous faites une addition impossible, et vous ajoutez encore ici des mètres à des kilogrammes. Un remède est loin, en effet, d'imprimer aux diverses économies des modifications constantes, quand varient l'âge, le sexe, la constitution, le tempérament, l'idiosyncrasie, etc., des sujets soumis à l'expérimentation. Ainsi, une saignée, qui rend l'un plus dispos, jette l'autre dans la prostration. Tout le monde a vu des individus digérer à l'aise des purgations énergiques, tandis que d'autres éprouvaient, à la suite du plus petit laxatif, des surperpurgations considérables. Tel est anesthésié par quelques gouttes d'un flacon d'éther, tandis que son voisin ne le sera pas en inhalant les vapeurs du flacon tout entier. L'opium à la même dose tantôt calme et tantôt excite. Des faits analogues sont si fréquemment observés, que tout praticien en ajoutera en grand nombre à ceux que je viens d'indiquer, et me dispensera ainsi d'une plus longue énumération.

Enfin, le dernier argument contre la méthode numérique est celui qui s'est déjà si fréquemment présenté sous notre plume, depuis le commencement de ce travail. Vous avez administré un remède à un malade, et il a guéri ; êtes-vous en droit de rapporter la guérison au remède employé? Ainsi, vous vantez, par exemple, le calomel contre la fièvre typhoïde, parce que 8 malades sur 10, je suppose, ont guéri après avoir pris du calomel ; mais, chez ces 8 malades, le retour à la santé est-il dû au médicament? Peut-on logiquement l'affirmer, au nom de l'empirisme brut qui préside à la méthode numérique? Non certes, et une pareille conclusion, toujours difficile à établir, ne peut être légitimée que par de saines théories.

De ce qui précède, il résulte que les données de la méthode numérique n'ont pas l'exactitude exigée par les calculs mathématiques, que spécialement cette méthode conduit à des additions impossibles, et que c'est plus encore une insulte à l'arithmétique qu'au bon sens médical?

C'est pourquoi, chose bien digne de remarque, là où l'on espérait trouver la certitude, on a fini par recueillir le plus désolant scepticisme. L'empirisme s'abreuve de trop de déboires pour ne pas avoir cette funeste conséquence. Quand on a vu les remèdes les plus opposés, employés dans la même maladie, rapporter de la lice de l'expérimentation un égal nombre de lauriers; quand on a vu que, pour vanter les drogues les plus inertes et les plus ridicules, chacun avait toujours autant de faits qu'il le voulait à sa disposition, beaucoup d'esprits sérieux ont fait à tort rejaillir sur la science tout entière le discrédit qui n'aurait dû incomber qu'à un système. On a préféré nier implicitement le pouvoir de la thérapeutique, que de désavouer le désastreux instrument dont on l'avait armée. Si la saignée, les purgations, les toniques, les excitants et même l'expectation, sont égaux devant la guérison, pourquoi se donner la peine de réfléchir, s'est-on dit, pour choisir entre eux? Nous emploierons le premier moyen venu ou, mieux encore, nous ne ferons absolument rien.

Aussi, de quel spectacle ne sommes-nous pas témoins? La thérapeutique est le vrai but de la médecine; est-ce bien la thérapeutique qui est le but de la science moderne, et dont les travaux stimulent et passionnent les grands esprits? Bien loin de là; ils font d'immenses recherches nécroscopiques et se livrent au diagnostic anatomique avec une habileté vraiment admirable. Là est même, pour notre époque, la source d'une gloire réelle qui ne s'éclipsera point. Mais la thérapeutique! ce n'est le plus souvent dans leurs services d'hôpital qu'une superfluité. Après avoir reconnu avec un soin merveilleux la présence et l'étendue des lésions, ils dictent trop souvent au hasard une ordonnance insignifiante, quelquefois même ils ne se donnent pas la peine de faire une prescription.

Ces tendances de l'empirisme moderne sont encore tellement répandues et tellement vivaces, il est si important de les déraciner, qu'il est nécessaire de ne pas s'en tenir à ces généralités et de prendre quelques exemples, qui seront la meilleure confirmation de nos arguments. Un arbre se juge par ses fruits; voyons donc quels sont ceux de l'expérimentation exagérée et de la méthode numérique appliquées à la médecine pratique.

Il est peu de maladies qui aient plus occupé les médecins, dans ces trente dernières années, que la fièvre typhoïde. Si elle a donné lieu à des exagérations condamnables, elle a aussi inspiré de grands et d'utiles travaux. Grâce à eux, on est parvenu à démontrer qu'un grand nombre d'espèces de fièvres distinguées par les anciens n'offraient de différences réelles que dans la forme et point dans le fond, et devaient ainsi former une seule maladie spéciale bien caractérisée.

Mais si la pathologie de la fièvre typhoïde a été si bien étudiée, en est-il de même de sa thérapeutique? A ce point de vue, au lieu de progresser, on est certainement revenu en arrière, et les anciens, auxquels nous pourrions enseigner à la reconnaître, pourraient nous enseigner à la guérir.

En s'appuyant sur la statistique et la méthode numérique, il n'est pas de remède qu'on n'ait préconisé contre elle : la saignée, les toniques, les stimulants, les purgatifs, l'alimentation forcée, les narcotiques, les chlorures, l'eau de Seltz, les acides, les mercuriaux, l'hydrothérapie, etc., ont été vantés pour la guérir, non point dans tel ou tel cas particulier, mais comme traitement exclusif. Nous avons connu un honorable médecin, chef de service dans un grand hôpital, qui se targuait de la faire avorter presque indubitablement avec quelques grammes d'eau de laurier-cerise, et qui nous montrait une foule de malades chez lesquels il disait bien haut avoir complètement réussi.

Il va sans dire que toutes ces médications ont été appuyées

par d'admirables statistiques, et que chacune ne se produit que recommandée par un chiffre très-satisfaisant de guérisons.

Or, il faut abdiquer toute prétention au plus simple bon sens, pour ne pas voir que ces résultats sont complètement contradictoires et qu'ils se détruisent les uns les autres; ils renversent en même temps la méthode dont ils sont le produit. Si l'emploi constant des saignées fait du bien, l'emploi constant du quinquina ne peut que faire du mal; si nous devons 8 guérisons sur 10 au monopole thérapeutique des purgations, nous ne pouvons en devoir le même nombre à l'alimentation forcée; il est même impossible que la plupart de ces moyens violents soient inoffensifs. Passe encore pour quelques grammes d'eau de laurier-cerise; mais les excitants, les narcotiques, les saignées, les purgatifs!

Oh! combien à cet exclusivisme désastreux était préférable le traitement analytique des anciens, qui savaient tenir compte de chaque épidémie, de chaque saison, de chaque individualité, etc.

Nous venons de voir ce qu'a été l'expérimentation dans un cas où la médecine est dépourvue de remède souverain; étudions ce qu'elle a osé faire dans une maladie où nous sommes, au contraire, puissamment armés: la fièvre intermittente. Par un bizarre caprice, l'agent le plus puissant de la thérapeutique, celui qui rend les plus éminents services, est aussi celui qu'on a le plus cherché à détrôner et à remplacer. L'humanité est injuste pour les choses comme pour les hommes. Il y avait à Athènes un homme irréprochable par excellence, aux yeux de tous, et ce fut celui-là qu'on s'acharna à bannir de la cité.

Que dire d'un médecin qui, appelé par un client atteint de fièvre intermittente, *lui tiendrait à peu près ce langage :*

Malade, mon ami! vous êtes en proie à une affection morbide contre laquelle, par une grâce spéciale de la Providence, je possède un remède presque assuré. Les chances sont nombreuses de vous guérir d'ici à quelques heures et d'empêcher cet accès qui doit venir vous tourmenter demain ; cependant, l'intérêt de la science et, que dis-je? mon intérêt personnel, me portent à ne pas vous administrer ce médicament souverain, pour vous en faire prendre un autre dont, entre nous soit dit, l'efficacité me paraît fort incertaine. Mais jugez vous-même. Si je vous guéris par le quinquina, quel beau mérite pour moi? que ferai-je de votre fait, qui ressemble à plusieurs millions d'autres? Que si, au contraire, je vous traite par n'importe quoi, jusques et y compris la toile d'araignée, alors même que je ne vous guérirai pas, ce qui est fort probable, je puis publier votre observation, et, en parlant de vous, faire parler de moi. J'espère, d'ailleurs, que mon essai ne vous causera point un trop grand dommage. Vos accès, en se répétant, surtout si l'expérimentation dure quelques jours (et il faudra bien en avoir le cœur net), peuvent bien s'aggraver et devenir plus enclins aux rechutes; votre sang pourra un peu s'appauvrir, et il ne serait même pas impossible qu'un commencement de cachexie paludéenne se manifestât, ou que les accès, d'abord bénins, révêtissent tout d'un coup, cela s'est vu, un caractère pernicieux. Toutes ces suppositions ne sont pas irréalisables ; mais, cher malade, je me suis enrôlé dans le bataillon du numérisme et de l'expérimentation à outrance, et il faut bien que je fournisse à la méthode mon petit contingent de faits. D'ailleurs, rassurez-vous, si le temps de l'expérience est probablement perdu pour votre santé, il ne le sera point pour ma réputation. Ainsi donc, mettons-nous à l'œuvre: *faciamus experimentum* !

A ce langage, que pensez-vous que répondrait l'*anima vilis*? Fort heureusement pour la concorde, qu'on ne la consulte guère.

Et nous ne nous sommes pas amusé à tracer ici un tableau de fantaisie. Le danger de la répétition des accès de fièvre, nous ne l'avons pas exagéré [1]. Quant au nombre de cas dans lesquels, sans motif valable, on a abandonné le quinquina pour lui chercher des succédanés, il est immense. Nous avions d'abord voulu faire un relevé de ceux que contient le *Bulletin de thérapeutique* dans les vingt dernières années ; mais la tâche nous a paru si longue et si ingrate, que nous l'avons abandonnée après avoir noté seulement les suivants :

Sulfate de bébérini (Rodie et Douglas); toile d'araignée (Réné Vanoye); santonine (Bouchardat); chloroforme (Delioux); hydro-ferrocyanate de potasse et d'urée (Baud); sel marin (Piorry); mélange de cubèbe et de copahu (Léonard et Dieu); jus de plantain (Chevreuse); sel ammoniac (Aran); per-sesqui-nitrate de fer (Kerr); liniment térébenthiné (Bellencontre)... — Et pourquoi perdre du temps à citer les noms des auteurs? — Apiol, colophane, fraxinine, piloselle, esculine, belladone, saignée du pied, salicine, lierre grimpant, cerisier sauvage, moutarde noire, suc de persil, racine de pommier, etc., etc.

Et dire que tous ces succédanés du quinquina, préconisés avec emphase par l'expérience d'un auteur, ont sans cesse été vilipendés par l'expérience de la plupart des autres ; que celui qui voulait faire la réputation de l'un de ces remèdes, commençait d'ordinaire à défaire celle des autres et que, somme toute, tous ces rivaux, moins cléments que les loups, *se sont dévorés entre eux*. Oh! redisons-le avec Hippocrate et avec plus d'à-propos que lui encore : *experientia fallax!*

Comment peut-il entrer dans le cerveau d'un médecin de bon sens de tenter l'incertain, voire même l'absurde, quand il a entre ses mains contre une maladie des ressources à peu près certaines?

---

[1] Le conseil donné par Hippocrate, de laisser passer sept accès avant de rien faire contre la fièvre, n'est plus suivi aujourd'hui, à cause des inconvénients que l'expectation a maintes fois présentés.

Mais, répond-on, et l'on espère ainsi légitimer toutes ces tentatives : le quinquina peut manquer un jour. En êtes-vous sûr ? et puis, pourquoi réaliser d'avance le mal , avant qu'il advienne spontanément ? De quel droit ferez-vous aujourd'hui pâtir Paul , parce que Pierre pâtira fort problématiquement dans plusieurs siècles ? Si l'écorce du Pérou fait jamais défaut , et, Dieu merci ! cela est peu probable ; oh ! alors on se mettra à faire des essais avec cette énergie qui , pour les vaincus, est le seul espoir de salut. Mais jusque-là , servons-nous en paix et pour le bien de nos malades du divin remède que la Providence a placé entre nos mains.

D'ailleurs, à notre époque même, sans compromettre l'intérêt des malades, il est possible de venir au secours des expectatives de l'avenir. Le quinquina, si actif d'ordinaire, est malheureusement, dans des cas avérés, frappé d'impuissance. Nous avons alors le devoir de lui chercher des succédanés, ou mieux des compléments , pourvu que ce soit avec prudence. En agissant ainsi, on a acquis pour certaines fièvres rebelles le secours important de l'arsenic et de l'hydrothérapie, moyens dont le rôle grandirait certainement si notre précieux antipériodique venait à manquer. Mais, dans les cas ordinaires, quand existe l'indication de l'emploi du quinquina, ne pas avoir recours à lui, parce qu'il nous plaît de faire du neuf et de chercher à faire parler de nous, constitue ce que j'appellerai, pour ne pas dire toute ma pensée, une légèreté fâcheuse. Ce péché *par omission* se renouvelle chaque fois qu'on laisse un agent thérapeutique qui serait probablement utile, pour se livrer à une expérimentation chanceuse, et que, pouvant faire bien, on cherche à faire autrement.

Le choléra est peut-être la maladie où la thérapeutique s'est précipitée dans la plus folle expérimentation.

Certes, s'il en est une qui puisse exciter à bon droit la généreuse émulation des thérapeutistes, c'est bien l'horrible fléau qui revient de nos jours, à de courts intervalles, mettre le genre humain en coupes réglées. Mais la gravité du mal, au lieu d'affranchir les tentatives de toute prudence et de toute mesure, les rend, au contraire, plus indispensables encore ; sinon, la stimulation produite par le prix Bréant fait naître une sorte de *steeple-chasse* qui, s'il est peu dangereux pour les coureurs, devient beaucoup moins innocent pour les infortunés malades.

Quelle est l'idée qui a présidé à la plupart des médications proposées contre le choléra ? Raisonnée chez les uns, instinctive chez les autres, elle est en tout cas curieuse et instructive à connaître.

Le choléra, s'est-on dit, est un mal *fort* ; contre lui il faut un remède *fort*. Et alors on n'a pas craint d'avoir recours aux traitements les plus violents, sans aucun remords de conscience. Que les pauvres cholériques en aient en grand nombre été victimes, c'est ce que je prétends.

L'analogie va nous guider pour le démontrer. S'il est, dans le domaine pathologique, quelque chose de fort, c'est la fièvre pernicieuse, qui en certains pays tue fréquemment en quelques heures, plus vite même que le choléra, et avec un cortége de symptômes au moins aussi effrayants. Or, cette fièvre a pour remède efficace un médicament qui fait sans bruit sa besogne, et dont l'effet physiologique passe souvent presque inaperçu.

Dans l'ordre des maladies chroniques, la syphilis est fréquemment aussi un mal très-fort, et met bien des organismes en piteux état. Le mercure, à la dose où on l'administre d'après les principes de la méthode dite de Montpellier, est un médicament d'ordinaire très-doux et qui ne procède point tumultueusement.

Un spécifique,—et c'est ce qu'on a cherché pour le choléra,— est un médicament qui ne s'adresse pas directement à des symptômes, quelque terribles qu'ils soient ; son action véritable est essentiellement dynamique. Il va droit à un état morbide pour l'annihiler ; et, de même que c'est dans le silence de la vie que les maladies sont conçues, puisque leur incubation ne se révèle ordinairement par aucun symptôme, c'est dans le même silence que se préparent et s'élaborent leur guérison, lorsqu'elle est due à l'un de ces remèdes héroïques.

Voyez, au contraire, ce qu'on a fait contre le choléra ou, pour mieux dire, contre les cholériques. Un pauvre diable est déjà aux trois quarts assommé par une maladie terrible qui a détruit en quelques heures toute l'énergie de sa résistance, et l'on prend une lourde massue pour frapper à l'aveugle sur le mal. Hélas ! si le mal résiste trop souvent, il n'en sera pas de même du malade !

Mon intention n'est pas de faire la critique de tous les spécifiques préconisés contre le choléra, je n'en finirais plus ; je veux seulement raconter en quelques mots ce que j'ai moi-même vu. J'ai été le témoin d'un épouvantable drame qui s'est passé pendant la dernière épidémie de choléra, et j'y ai même joué un rôle, Dieu merci ! fort secondaire. La leçon a été assez terrible pour que, je l'espère, elle puisse être utile à tous J'aurais tu cependant cette navrante histoire, si son principal héros, homme d'un honneur rigide et d'un admirable dévouement, pouvait souffrir de mon indiscrétion ; mais il est aujourd'hui au-dessus du jugement des hommes : il est allé rejoindre ses malades !

C'était donc en 1854, j'étais à cette époque interne dans un hôpital assez important, lorsque tout à coup le choléra y éclata avec une grande énergie.

Notre chef de service, voulant combattre par des remèdes *forts*, d'une part les évacuations gastro-intestinales excessives des malades, et de l'autre la prostration dans laquelle ils étaient jetés, imagina de les soumettre au traitement que l'on va lire :

Il faisait préparer deux potions contenant pour 120 grammes de véhicule, l'une 50 gouttes de laudanum et l'autre 30 grammes d'esprit de Mindérérus, et ordonnait d'administrer toutes les heures, tantôt une cuillerée à soupe de la première, et tantôt une cuillerée à soupe de la seconde. Il va sans dire qu'on devait renouveler ponctuellement chaque potion dès qu'elle était épuisée, ce qui ne tardait guère.

Ce traitement était dit *des potions alternées*, et tout cholérique arrivé à la période algide y était soumis. Cela était convenu une fois pour toutes, que le chef de service fût présent au moment où le malade entrait dans les salles ou qu'il ne le fût pas.

En outre, un infirmier, habile en son métier et animé du feu sacré, courait sans trêve ni repos d'un malade à un autre pour leur injecter dans le rectum, aussi souvent que faire se pouvait, une forte dose de laudanum.

Nous-même, surexcité à remplir notre tâche par le zèle ardent de notre chef de service, qui, miné par une fièvre hectique, maigre et pâle, s'arrachait de son lit pour remplir ses fonctions avec un dévouement austère, nous campions nuit et jour au milieu de nos malades, de peur que vînt à se tarir une des fioles providentielles.

Ce qui fut consommé ainsi de laudanum, Dieu seul le sait ! Ils burent, les malheureux, *le calice jusqu'à la lie*. Heureux ils étaient encore de rejeter, grâce aux vomissements et aux selles, qui faisaient alors notre terreur, la plus grande partie du poison dont ils étaient gorgés. Notre médication restait donc assez innocente pendant la période algide, où l'absorption était à peu près nulle, et, si les malades mouraient en grand nombre à ce moment, nos remèdes n'y contribuaient pas pour grand'chose. Mais si la réaction s'établissait, comme nous nous gardions bien d'interrompre trop vite la médication, de peur d'interrompre aussi les bons effets que, de très-bonne foi, nous ne manquions pas de lui rapporter, les conséquences devenaient désastreuses : la plupart des sujets tombaient dans un coma profond et succombaient avec les signes d'une violente congestion cérébrale. Cet accident, qui n'est pas rare dans la période de réaction du choléra, acquit dans nos salles une fréquence insolite, et aujourd'hui, en mon âme et conscience, je suis certain que l'opium administré à des doses énormes l'a singulièrement favorisé.

Bien différente était alors la conclusion de notre chef de service et celle que ses enseignements nous inspiraient à nous-même; et quand nous voyions les malades succomber, nous ne mettions pas en doute que les remèdes ou tout au moins les doses ne fussent pas assez énergiques.

Aussi chercha-t-on à remédier à cette insuffisance et crut-on trouver dans des pratiques révulsives l'heureux complément de la médication interne, et voici ce qui fut institué : on plaçait une arge bande de flanelle fortement imprégnée d'essence de térébenthine et d'ammoniaque tout le long du dos des cholériques, et un fer fortement chauffé, promené lentement sur la bande, imprimait en rouge vif sur leur peau les traces de son passage.

Les ravages de la mort continuèrent, et cette révulsion fut jugée insuffisante ; alors, dans une tentative désespérée, l'idée des bains de moutarde fut par nous tous accueillie avec enthousiasme.

Nous faisions porter près du lit du malade un bain très-chaud ; on y jetait plusieurs livres de moutarde, puis le malade; et celui-ci, qui malgré un froid glacial extérieur supportait très-difficilement une pareille chaleur, y était contenu le plus longtemps possible. Au sortir du bain, quatre infirmiers aidés par nous le frottaient à l'écorcher. Nous ne le laissions que rouge comme un homard cuit.

Tous les malades qui prirent des bains de moutarde succombèrent promptement ; à cela, rien d'étonnant. La violente commotion produite par ce moyen thérapeutique et la vive réaction qu'il suscitait, usaient le reste de l'énergie vitale, déjà terrassée par le fléau.

Plus tard, enfin, et après toutes ces tentatives, le bruit des hauts faits de la noix vomique et de la strychnine retentit jusqu'à nous et arrachèrent nos cholériques au joug des *potions alternées*, sur le compte desquelles nous commencions ; d'ailleurs , à ouvrir un peu tard les yeux. La strychnine , c'était quelque chose de *fort*, il n'en fallut pas davantage pour décider notre chef de file ; mais, hélas ! notre espoir fut encore ici bien déçu : seize malades seulement prirent de la strychnine , seize malades moururent.

Telle est l'histoire de notre triste campagne ; j'y ai trouvé des leçons que je n'oublierai jamais, *Melius est anceps quam nullum rémedium* , dit l'aphorisme Hippocratique , et ce conseil mal interprété a été la source de beaucoup de mal. Sous ce prétexte, la thérapeutique se croit souvent autorisée aux tentatives les plus irrationnelles et, pour peu surtout que le cas soit grave, elle estime que tout lui est permis. Funeste conclusion ! Alors que l'art paraît désarmé , qui vous dit que la nature le soit ? qui vous dit que le remède douteux employé par vous ne sera pas une arme contre cette nature plutôt qu'une arme contre la maladie ? Quand il ne connaît pas de moyen d'intervenir utilement , le médecin doit se résigner à ne rien faire ou , tout au moins, à ne rien tenter qui puisse contrarier les efforts médicateurs de l'organisme. Avant tout , il faut ne pas nuire : *saltem non nocere*. Dans le choléra , nous n'avons aucun indice raisonnable de l'existence d'un remède qui puisse agir spécifiquement ; pourquoi donc, au milieu d'actes vitaux souvent inconnus dans leur tendance , en susciter d'autres qui peuvent contrarier la guérison spontanée ? pourquoi surtout, par une perturbation imprudente, achever le reste d'une vie déjà fortement ébranlée ? L'expérience paraît avoir démontré que certaines médications sont puissantes dans les cas légers de choléra, et surtout pendant ses prodromes ; mais pour les cas graves, si nous croyons que des soins éclairés [1] peuvent être utiles quel-

---

[1] Les moyens qui nous paraissent mériter le plus de confiance, dans la période algide, lorsqu'elle est bien prononcée, sont tantôt les infusions

quefois, nous avouons ne pas connaître un remède *énergique* qui vraiment soit favorable. Aussi, dût-on nous accuser de paradoxe, nous donnerons comme le résumé de notre expérience la règle thérapeutique suivante, qui s'écarte complètement de ce qui a été d'ordinaire pratiqué et enseigné:

Plus le choléra est grave, moins, en l'état actuel de la science, la thérapeutique doit être audacieuse. Dans la période algide, le moyen de perdre un moins grand nombre de malades est de répudier toutes les médications trop énergiques auxquelles, vu le misérable état où ils sont tombés, ils ne peuvent résister.

Si je devais parler de toutes les maladies dans lesquelles ont erré l'expérimentation à outrance et le numérisme, je nommerais toutes celles du cadre nosologique. Que n'a-t-on pas tenté, en effet, contre l'épilepsie, le tétanos, la chorée, la phthisie, le cancer, le croup, les maladies puerpérales, le rhumatisme, l'hydro-

---

théiformes, et tantôt l'eau froide et même l'eau glacée ; quelques bénignes potions anti-émétiques, quelques faibles doses de laudanum, des frictions excitantes, mais qui ne brûlent ni n'écorchent la peau, etc. Il y a là un certain nombre de pratiques, dont aucune certainement ne constitue un *remède* contre le choléra, mais qui peuvent être favorables, et qui, en tout cas, ne nuiront jamais.

Supposez un médecin traitant un malade empoisonné par l'arsenic et faisant abstraction du poison, pour ne combattre que les principaux symptômes : quel résultat attendre d'une médication qui s'efforcerait d'arrêter les vomissements, qui mettrait en jeu tout l'arsenal des pratiques révulsives, pour détruire le mouvement de concentration, et qui, afin de ranimer les forces, emploierait tous les excitants de la matière médicale ? Eh bien ! dans le choléra, il y a, dans l'économie, je ne dirai pas un principe toxique, parce que je n'en sais rien, mais un état morbide affectif. Les symptômes qui éclatent ne font que traduire au dehors cet état morbide ; ils ne le constituent pas. Les réprimer *frénétiquement*, comme on se le permet trop souvent, c'est peut-être agir contre l'état morbide, c'est, à coup sûr, attaquer et détruire la résistance vitale.

pisie, la maladie de Bright, le diabète, etc.! Que de remèdes contre ces maux, préconisés de nos jours au nom de l'expérience, et qui n'ont été que des illusions décevantes!

Pour ne parler que de quelques-uns des médicaments dont l'expérimentation moderne a abusé, à quel usage n'a-t-on pas voué le premier de tous, le quinquina? Si on l'avait pu, on lui aurait fait faire autant de mal qu'il est capable de faire de bien! Sous la forme de sulfate de quinine, il a été dirigé contre presque toutes les maladies : il a été appelé à *guérir* le rhumatisme, la pneumonie, la péritonite, la fièvre typhoïde, les névralgies, les névroses, et mille autres maux. Non pas que l'on soit parti de ce principe parfaitement vrai, que la fièvre intermittente, dont il est le spécifique, se manifestant sous les aspects les plus divers, il faut la démasquer partout où on la trouve ; non, on l'a donné dans toute espèce de maladies, et sans se préoccuper des nombreuses différences de nature qui peuvent se cacher sous l'identité de l'expression symptomatique. Aussi les conséquences ont répondu à des prémisses si erronées, et, pour choisir un exemple au hasard, jamais on n'avait tant parlé de rhumatisme cérébral que de nos jours, où l'on a dirigé contre l'affection rhumatismale un médicament qui, à forte dose, congestionne énergiquement le cerveau.

Du mercure, même profusion. Parce qu'il guérit la vérole, on a voulu savoir si, *par hasard*, il ne guérirait pas aussi le typhus, la fièvre jaune, le rhumatisme, la néphrite, le tétanos, l'épilepsie, la paralysie, la surdité, le cancer, la phthisie, l'otorrhée et tant d'autres maladies proches parentes, sans doute, aux yeux des divers expérimentateurs, de la syphilis [1]!

---

[1] Ici encore, ce ne sont pas les manifestations larvées de la syphilis qu'on a voulu poursuivre. En traitant l'épilepsie par le mercure, on n'a pas eu en vue ces cas réellement existants où elle est subordonnée à la diathèse syphilitique. On voulait trouver un spécifique contre toutes les épilepsies, et le mobile de pareilles tentatives était toujours le suivant: l'épilepsie c'est, en

Et l'iode, combien n'en a-t-on pas aussi abusé, et quelles maladies ne lui a-t-on pas donné à combattre : la chorée, la paralysie, la phthisie, la morve, l'épilepsie, la bronchite chronique, le tremblement mercuriel et toutes les maladies de la peau, alors même qu'elles ne sont ni scrophuleuses ni syphilitiques, ont été rangées sous le joug de son intervention thérapeutique ! et on a employé des doses énormes capables de fondre en quelques jours les testicules ou la glande mammaire.

L'arsenic, outre qu'il détruit les rats, a successivement *guéri* l'épilepsie, l'angine de poitrine, la phthisie, les névralgies, l'asthme, le cancer, la métrite et voire même la métrorrhagie.

Que dire de la phellandrie aquatique, de l'angusture, de l'artichaut, de la busserole et de la fumeterre! que dire du plomb, du zinc, du cuivre, de l'antimoine, du soufre, du chlore, du brome, etc., qui ne rappelle des essais thérapeutiques innombrables! L'expérimentation numérique a eu dans le monde assez de sectaires pour que la substance la plus chétive comme la plus terrible ait eu son jour de gloire et de triomphe, car la vogue comme la Providence s'est complu à exalter les humbles, *exaltavit humiles*. Pareil à ces comètes resplendissantes qui nous apparaissent subitement et font pâlir aussitôt par leur éclat les astres les plus superbes, tel remède longtemps inconnu a tout à coup rempli l'univers de son nom, et a laissé bien loin de lui des rivaux connus par leur antique noblesse. La plus petite drogue a fait écrire de gros livres, et a couvert du récit de ses exploits presque autant de papier que Alexandre ou César. L'iodure de fer a déjà son journal; le perchlorure, soyez-en sûr, aura tôt ou tard le sien. Et, s'il n'y avait eu encore que du pa-

---

fait de maladie, *quelque chose de fort;* le mercure, comme remède, produit lui aussi des effets thérapeutiques énergiques. Mettons-les en présence, et voyons un peu ce qu'il adviendra.

pier gâté et des réputations usurpées, le malheur ne serait pas grand; malheureusement toutes les divagations thérapeutiques ont eu des conséquences pratiques, et les pauvres malades ont souffert du délire de l'art :

Quidquid delirant reges, plectuntur Achivi !

Arrivé à la fin de cette revue, je puis maintenant le répéter sans craindre un démenti : ces erreurs thérapeutiques que j'ai été si souvent obligé de signaler dans les œuvres de nos pères, ils n'en ont pas le monopole ! Si, en étudiant leurs écrits, nous avons été parfois porté à rire de leurs pratiques, voici le moment de pleurer sur nous-mêmes. Trop souvent nous les avons égalés sinon surpassés en déraison; trop souvent, dans leurs œuvres fécondes, nous n'avons pas su les atteindre ! Non pas, répétons-le une dernière fois, que nos erreurs puissent aujourd'hui même nous paraître aussi absurdes et aussi grotesques que certaines des leurs ; mais qui sait ce qu'en pensera la postérité !

Au lieu de récriminer contre les uns ou contre les autres, sachons, au contraire, être indulgents pour tous. Soyons indulgents pour notre époque comme pour les époques passées, car les fautes commises en thérapeutique ne sont imputables ni à certains temps ni à certains hommes ; elles doivent être attribuées à l'esprit humain lui-même, capable tout à la fois des plus magnifiques découvertes et des plus grandes aberrations. Il n'y a, pour s'en assurer, qu'à rechercher quels mobiles ont pu être assez puissants pour faire partager par d'excellents esprits les erreurs de méthode que nous venons de signaler. C'est par là que nous allons terminer notre premier chapitre.

Pourquoi cette tendance continuelle, et dont nous avons si souvent signalé les funestes effets, à attribuer, dans le domaine de la thérapeutique comme ailleurs, à la plus faible des circonstances, la vertu d'être cause ; pourquoi confondre ainsi sans cesse *succession* et *causalité?* La réponse est facile : si, pour l'esprit humain, malgré bien des chutes et bien des déceptions, c'est un besoin invincible de rechercher les causes des phénomènes, c'est pour notre personnalité une passion impérieuse de prendre et d'usurper même parfois le rôle de *cause.* Depuis le « grand flandrin de vicomte » qui se complaisait « trois quarts d'heure durant à cracher dans un puits pour faire des ronds » jusqu'à Pygmalion voulant disposer du feu divin en faveur de son œuvre ; depuis le poète courant après la paternité de quelques méchants vers, jusqu'à la femme que la stérilité dégradait autrefois, humilie aujourd'hui, tous les hommes, quel que soit leur degré d'intelligence et d'éducation, éprouvent le désir légitime ou insensé d'agir en créateurs, d'être *causes.* Cette conscience pleinement satisfaite de la causalité mise en œuvre, est une des ressemblances que Dieu a mises entre lui et l'homme, son image. Dieu, qui a aimé à se manifester au dehors de lui-même, et à édifier les mondes dans le sein de sa libre volonté, a déposé dans le cœur humain cette aspiration vers la causalité, mobile de nos actions les plus énergiques. Et les félicitations que Dieu s'adressait à lui-même, le *vidit quod esset bonum,* ne nous expliquent-elles point la satisfaction qu'éprouve pour ses œuvres l'esprit humain, alors même qu'il sacrifie à des idoles mensongères?

De là, chez l'homme, cet amour insatiable de tous les fruits de la personnalité, amour qui peut produire les plus beaux résultats comme les plus funestes. La pratique médicale en ressent trop souvent de tristes contre-coups. Grand nombre de médecins sont toujours disposés à exagérer le rôle de leur intervention thérapeutique : ils rapportent sans hésiter à leurs plus chétives médications les changements heureux qu'ils observent dans les maladies, comme aussi, il faut le dire, le vulgaire nous rend responsables des désastres dont nous sommes parfaitement innocents.

Au milieu de toutes ces passions, que devient la froide logique, que devient l'interprétation saine des rapports de causalité?

Cette funeste tendance, née dans l'amour-propre et dans l'orgueil de l'homme, est fortifiée par celle qui tire son origine de l'intérêt personnel. Le médecin ne sera pas sans retirer des profits, s'il fait croire que son intervention a été utile, alors qu'elle n'a été qu'illusoire. Or, ce n'est pas calomnier l'homme que de dire que les suggestions de l'intérêt personnel ont parfois dans son cœur quelque crédit. Quel détriment, se disent certains praticiens, causerai-je à un malade, en lui insinuant que c'est moi, plutôt que la nature, qui l'ai guéri? Sans cette persuasion, qui sait s'il ne réserverait pas pour cette nature toute sa reconnaissance, et pour moi nulle rémunération? D'ailleurs, après tout, il est souvent tout aussi difficile d'affirmer qu'on n'a été utile en rien que le contraire; pourquoi donc vouloir tirer les choses trop au clair? Si un remède quelconque a été employé, il est impossible que l'on n'ait pas en faveur de son efficacité quelque grave autorité. Quand ce ne serait qu'Ettmuller ou Amatus Lusitanus, ces personnages sont à considérer. « Une opinion est appelée probable, lorsqu'elle est fondée sur des raisons de quelque considération, d'où il résulte qu'un seul docteur, fort grave, peut rendre une opinion probable [1]. » Or, à consulter Pascal, on voit facilement où conduit la doctrine de la probabilité; et, de même qu'en vertu de ses principes, la conscience pourrait être habituellement tranquille au sein des plus grands méfaits, car elle aurait presque toujours en sa faveur quelque casuiste en renom, de même il est peu de remèdes qui ne se targuent de l'appui de graves autorités. C'est ainsi que, dans la pratique médicale, on peut vivre auprès de soi-même, comme auprès des autres, dans ce que j'appellerai

---

[1] Pascal, *Lettres provinciales*, 5e lettre.

une demi-hypocrisie, fort profitable après tout à l'intérêt personnel ; qui exalte ses cures problématiques, y gagne réputation
et richesse. La science seule est sacrifiée, mais elle est bonne
fille : alors même qu'elle pâtit, elle ne clabaude point. Aussi ceux
qu'on nomme les *guérisseurs* ne s'en préoccupent guère, et ils
ont contre la raison les mêmes colères que les théologiens voués au
traditionnalisme exclusif. Puis, à force de tromper les autres, ils
en arrivent à se tromper eux-mêmes ; le doute meurt dans leur âme,
comme le remords dans celle des méchants, et ils finissent par se
carrer de très-bonne foi au sein des plus complètes erreurs. Que
d'illusions thérapeutiques, d'abord volontaires, qui ont, par la
contagion de l'exemple et par tradition, imprégné les Écoles où elles
sont vénérées comme des vérités, et ont acquis l'ancienneté et l'habitude, qui sont la grande sanction des choses humaines.

Une troisième cause, malheureusement bien puissante, des
nombreuses illusions de la thérapeutique, c'est l'exclusivisme professionnel. Trop souvent on voit les médecins se borner uniquement
à leurs études spéciales, sans daigner y porter le moindre
contrôle par un regard jeté autour d'eux. Ils consument leur vie
dans leur petit coin de monde, dont ils acceptent sans scrupule
tous les préjugés ; ils s'isolent dans la médecine, comme un ana-
chorète au fond d'un désert, comme le rat de La Fontaine dans
son fromage.

Or, à notre point de vue, il n'existe pas de science qui puisse
prospérer et faire des progrès sérieux en dehors du concours de
toutes les autres. Toutes sont solidaires, elles s'aident, se contiennent et se fortifient mutuellement. Disons-le même : dans
l'indépendance absolue que nous leur avons créée, elles n'existent
réellement pas ; elles n'ont d'autre raison d'être ainsi, que la
faiblesse de notre esprit. Ce qui est véritablement, ce qui a une
existence réelle et indépendante de nos spéculations, c'est la

science dans sa majestueuse simplicité. Le vaste champ ouvert aux labeurs de l'homme possède une incontestable unité, facile à reconnaître quand on y jette un coup d'œil d'ensemble, d'autant plus difficile à constater, au contraire, que les détails nous apparaissent plus nombreux et plus complets. Notre intelligence est ainsi faite, que son imperfection lui impose des travaux restreints, nécessairement relatifs, et qu'en outre elle reçoit l'empreinte des objets sur lesquels elle s'applique, de manière à subir leur influence, en négligeant tout ce qui leur est étranger. Cette absorption de toutes nos facultés vers un seul but, ce monopole imposé à nos conceptions, exercent sur les progrès de chaque partie de la science, notamment sur ceux de la médecine, et plus spécialement de la thérapeutique, une influence tellement néfaste, que nous sommes contraint de nous y arrêter un instant, pour la faire mieux ressortir.

Au début en quelque sorte de sa carrière, alors qu'inhabile à étudier les détails et à coordonner les divers ordres de faits, l'intelligence était surtout saisie par l'aspect de l'ensemble des choses, la philosophie se confondait avec la physique, et la physique elle-même comprenait l'étude entière de la nature. Mais cette science universelle ne tarda pas à se trouver à l'étroit dans le cerveau d'un seul homme. Les conquêtes de la civilisation amenèrent peu à peu dans le domaine scientifique un fait analogue à ce qu'a été dans les faits économiques la division du travail. De cette conséquence forcée de notre imperfection, surgirent de nombreux avantages et de graves inconvénients. Si, du temps de Thalès et d'Empédocle, la vue par trop abstraite de la simplicité de la science était un obstacle à ses progrès, ne doit-on pas craindre aujourd'hui que, par un excès contraire, une spécialisation exagérée n'ait amené aussi de fâcheuses conséquences et n'ait retardé bien des généralisations fécondes ? C'était beaucoup autrefois que de se restreindre à étudier les sciences naturelles en y comprenant la médecine, et le médecin naturaliste a été tout d'abord un spécialiste dans l'antiquité et même au moyen âge. Quel contraste aujourd'hui ! Et si l'on ne s'arrête pas dans la voie où l'on est entré, il est à craindre qu'il y ait bientôt autant de professions et d'études diverses dans une même science, qu'il y avait jadis de chapitres et même de paragraphes dans les traités où il en était question.

Le plus mauvais côté d'une telle subdivision indéfinie, c'est qu'on finit par oublier les liens qui unissent nécessairement ces parties d'un même tout, et les principes communs sans lesquels les détails sont mal conçus et mal interprétés. Dans le magnifique élan de son génie, un artiste sublime conçoit le plan du Parthénon. Des disciples nombreux qui brûlent de s'associer à l'œuvre du maître, l'or d'Athènes, l'influence de Périclès, lui permettent de réaliser sa magnifique conception. Ce qui le préoccupe surtout, c'est l'effet général de l'édifice. De même qu'à un tableau il faut des ombres, de même à l'ensemble peuvent être sacrifiées quelques-unes des parties. Supposez maintenant qu'attiré par la voix de la renommée, accoure à Athènes quelque Toreuticien enthousiaste de son art ; pensez-vous qu'il ira se placer en face de l'immortel monument, pour en admirer les savantes proportions ? Non, il a vraiment bien autre chose à faire : il ira droit à un coin du portique, pour scruter à son aise les statues d'ivoire qui le décorent ; il ne les jugera pas dans leur rapport harmonieux avec le but, mais par rapport à elles-mêmes, et n'épargnera pas la critique si l'effet isolé de l'une d'elles a été sacrifié à celui de l'ensemble ; pour lui, le Parthénon tout entier est comme s'il n'existait pas, il n'y a d'important que quelques statues.

Le Parthénon, c'est l'édifice de la science ; le Toreuticien aveuglé, c'est le spécialiste !

Le spécialiste exclusif ! voilà un portrait digne de trouver pour peintre un autre La Bruyère. Je le vois enseveli dans son petit monde et dans ses petites idées ! Comme cet homme qui a compté tous les os et tous les muscles de quelque batracien venu depuis peu d'Amérique, dédaigne superbement tout ce qui n'a de rapport ni de lien avec l'histoire des crapauds et des grenouilles ! Il a autrefois jeté les yeux sur les autres sciences, mais il s'est hâté de les oublier et de les renier ; désormais, pour lui le crapaud seul a des charmes. Ne lui parlez pas des poissons, il renouvellerait au besoin contre un ichthyologue intempérant la célèbre dispute du maître à danser et du maître à chanter contre le maître d'armes, devant le tribunal de l'immortel M. Jourdain. Plus il s'enfonce dans l'anatomie et la physiologie de ses chers animaux, plus il méprise toutes les autres connaissances dignes d'occuper l'esprit de l'homme. L'amour de la famille survit souvent à cette idolâtrie enfantine de la spécialité scientifique, mais les grands intérêts de la patrie, les nobles aspirations du cœur, le goût du beau, de la littérature et des beaux—arts s'évanouissent à jamais. Homère seul trouvera grâce devant lui : il a écrit la *Batracho-myomachie !* Et devant les splendides panoramas de la campagne, au spectacle de la nature, devant les larges fleuves ou les grandes montagnes illuminées par le soleil couchant, il sera peut—être ému s'il entend croasser quelque armée de grenouilles. C'est ainsi qu'aux yeux du public, qui juge souvent avec raison parce qu'il a plus d'esprit encore que Voltaire, et qu'il s'appelle tout le monde, le *savant* apparaît comme un être utile peut—être, mais à coup sûr désagréable, au costume et au maintien ridicules, et dont la conversation toujours tendue vers un même but est cent fois moins aimable et moins attachante que celle d'un jeune fat incapable de la moindre idée sérieuse.

Et si, dans un pareil exclusivisme, on ne trouvait que le ridicule, je passerais encore, mais on y puise à pleine main l'erreur. L'intelligence ainsi absorbée vers un seul point est incapable de juger sainement sur les autres. Il est des anatomistes qui nient l'âme, sous le désopilant prétexte qu'ils ne l'ont pas encore trouvée sous leur scalpel, et des mathématiciens qui nient Dieu, parce qu'ils ne peuvent lui assigner aucune formule. Tous ces esprits prévenus nient la philosophie, et ont contre elle de puérils emportements.

La médecine, hélas! a, moins que toute autre science, échappé à ce dangereux côté de l'Exclusivisme professionnel. Celui-ci a été, nous en sommes convaincu, l'une des grandes causes des Illusions de la thérapeutique. Trop de médecins se sont cantonnés uniquement et de parti pris, dans le petit monde de leurs études spéciales. Appelés à la difficile mission de connaître une des faces de l'homme, souvent ils ne se sont pas demandé ce qu'était cet homme, quel rôle lui a été assigné et quelles aspirations! Appelés encore à cette autre tâche, hérissée elle aussi de difficultés, d'interpréter sans cesse des rapports de causalité, ils n'ont pas cherché à savoir ce qu'est la *cause*, et comment il est possible de la rattacher à ses effets. Loin de là, ils se sont complu sans hésiter à rattacher aux influences les plus vaines, les plus énergiques et les plus formidables effets. Ils ont accepté sans contrôle les assertions les plus absurdes, et ont soigneusement fourni leur contingent au progrès de l'erreur. Des influences aussi délétères devaient porter leurs fruits. Pour beaucoup il en est résulté ce que j'appellerai une *cristallisation professionnelle*, dont le prince des comiques a tracé un tableau que nous tous ne saurions assez méditer.

« Votre Monsieur Purgon n'y sait point de finesse, c'est un homme *tout médecin, depuis la tête jusqu'aux pieds;* un homme qui croit à ses règles plus qu'à toutes les démonstrations des mathématiques, et qui *croirait du crime à les vouloir examiner;* qui ne voit rien d'obscur dans la médecine, rien de douteux, rien de difficile; et qui, avec une impétuosité de prévention, une roideur de confiance, une brutalité de sens commun et de raison, *donne au travers des purgations et des saignées, et ne balance autre chose.* Il ne lui faut point vouloir mal de tout ce qu'il pourra vous faire : c'est de la meilleure foi du monde qu'il vous expédiera, et il ne fera, en vous tuant, que ce qu'il a fait à sa femme et à ses enfants, et ce qu'en un besoin il ferait à lui-même. »

Ces gens *tout médecins depuis la tête jusqu'aux pieds*, ces gens *qui croiraient du crime à vouloir examiner les règles de leur science*, sont ceux qui se sont repus, entre tous, d'illusions thérapeutiques; c'est à eux que notre science reproche le plus amèrement ce suaire d'erreurs dans lequel ils l'eussent ensevelie si la vérité, qui est divine, ne se riait des plus violentes agressions des hommes.

Ces reproches dirigés contre les spécialistes effaroucheront peut-être quelques-uns de nos lecteurs. — Quoi ! diront-ils, vous voulez de chaque homme faire un Pic de la Mirandole, qui puisse embrasser toutes les vérités connues et s'offrir à argumenter *de omni re scibili !* — Loin de moi une aussi absurde pensée: il faut, je le proclame, consacrer et étendre tous les détails scientifiques, quelque petits qu'ils soient. La division des sciences est donc une nécessité imposée par l'infirmité de notre nature. Chaque ouvrier de l'intelligence doit continuer à creuser sa galerie dans la grande mine des connaissances humaines ; mais il est indispensable, et sans cela, au lieu d'être un véritable ouvrier, il ne sera plus qu'une machine, que, travaillant à son filon, il ne perde pas de vue le plan de l'ensemble. Or, dans la science, ce plan de l'ensemble, c'est la philosophie. Elle guide et éclaire chacun dans la direction où il marche ; elle illumine tous les détails et indique leur but dans la grande œuvre ; elle classe, coordonne et rectifie !

La philosophie est donc la connaissance indispensable à tout individu qui veut pénétrer dans une science quelconque, et surtout peut-être dans la médecine. Sans études philosophiques, point de savant médecin, point même de praticien passable. Et cependant, par une fâcheuse inconséquence, c'est contre la philosophie que vient sans cesse aboyer et s'agiter comme une meute, la troupe de plus en plus nombreuse des spécialistes.

Telles sont les motifs principaux des désastreuses Illusions que nous nous sommes fait un devoir de dévoiler avec énergie. Ces motifs, il fallait les connaître, pour chercher à éviter leur influence déplorable au moment où, mettant la main à la seconde partie de notre œuvre, nous allons entrer dans l'exposition des Réalités de la thérapeutique.

§ II. Réalités de la thérapeutique.

Il y a, dit Hippocrate, pour le corps humain des choses utiles et des choses nuisibles ; c'est affirmer qu'il y a une thérapeutique.

Il y en a une, en effet. C'est ce que nous nous proposons de démontrer dans ce paragraphe, en remontant à l'expérience, la seule méthode qui puisse dans ces matières aboutir à une sérieuse affirmation.

Mais, avant de consulter l'expérience, ne trouverons-nous pas, dans le spectacle du monde, des faits généraux qui nous fournissent de graves présomptions en faveur de notre thèse? Il suffit que la croyance en la médecine ait été de tout temps générale ; il suffit que l'homme ait toujours été porté à tendre les ressorts de son intelligence, dans le but de se soulager et de se guérir, pour être convaincu que cette tendance n'est point un leurre et une vaine illusion. Toute croyance, non de quelques individus en particulier, mais de l'humanité tout entière, ne peut que remonter à une vérité.

Cette présomption n'est pas la seule en faveur de la réalité de la thérapeutique. Que d'excès commis en son nom ! que de folies ! et cependant elle est encore debout. Après toutes les erreurs et toutes les illusions, dont nous avons présenté un bien court résumé, elle existe aujourd'hui plus affirmative que jamais! Les sciences humaines ont marché à pas de géant, le bon sens et la critique saine ont pris un immense empire: elle s'affirme avec la même énergie, et, plus heureux que les augures antiques, deux médecins ont le droit, encore de nos jours, de se regarder sans rire. Malgré des attaques passionnées, malgré tant de justes et sanglantes parodies, le nombre de ses fermes croyants n'a pas diminué. Quelles que soient les difficultés de son initiation, elle occupe, dans les temps modernes, comme dans les âges anciens, un grand nombre d'esprits éminents. Bacon et Descartes, aussi bien que Platon et Aristote, ont voulu sonder ses mystères. Tous ceux qui ont su comprendre son véritable esprit y ont aiguisé la rectitude de leur jugement. Et, chose digne de remarque, tandis que, pendant des siècles essentiellement spiritualistes, elle a été pour le théâtre et la littérature le sujet de moqueries sans nombre; à notre époque, positive entre toutes, si l'on met un médecin en scène, c'est pour manifester sa haute intelligence et son inflexible raison. Balzac lui-même, l'homme de l'analyse sceptique, est à la tête des écrivains modernes qui rendent le plus haut hommage à cette influence des études et de la profession médicales.

Or, le but de la médecine, ce qui a donné l'impulsion à toutes ses parties, ce vers quoi elles convergent toutes, c'est la thérapeutique. Elle a été l'alpha et l'oméga de la pathologie, son point de départ et sa fin. Sans elle, notre science n'aurait qu'un intérêt de curiosité et, au point de vue utilitaire, serait reléguée à peu près au niveau de la paléontologie et de la numismatique.

Puisque donc la médecine, et spécialement la thérapeutique, doivent exister, cherchons à fixer la base sur laquelle elles peuvent se constituer infailliblement. Ne restons pas sous l'impression du triste tableau que nous avons été contraint de tracer dans

le chapitre précédent. Si nous avons dévoilé de funestes égarements, montrons à leur tour de splendides vérités. Aussi bien,
plein d'enthousiasme pour notre art, nous nous verrions avec
douleur accusé de vouloir le rabaisser et de ne pas y croire. Nos
tentatives ont pris leur source dans une intention toute contraire.
Notre foi vive en la vraie médecine, notre zèle pour ses progrès,
nous ont porté à chercher à la débarrasser des illusions qui l'obscurcissent et de l'esprit de crédulité qui a entassé sur sa route
d'éternels monuments d'ineptie. Fidèle au conseil de Frédéric
Hoffmann, nous avons voulu nettoyer ce qu'il appelle les écu-
ries d'Augias de la thérapeutique. Le véritable progrès ne con-
siste-t-il pas autant à renverser des erreurs reçues qu'à découvrir de nouvelles vérités?

Cette seconde partie sera courte. Notre désir est de poser
les principes, et non d'entrer dans des détails trop considérables:
voilà toute notre tâche, et nous n'en sortirons pas.

Quel est donc, selon nous, le point de départ de la thérapeutique?

Le Père de la médecine, avons-nous dit, l'a fixé nettement,
en écrivant ces paroles mémorables : La Nature guérit les maladies. Avant de démontrer la réalité de cet aphorisme, nous devons en préciser le sens par un court commentaire.

Le terme de nature est vague, et Broussais n'a point manqué
de diriger contre lui toutes les flèches de son carquois. — Ne
voilà-t-il pas, disait-il, un legs bien précieux du *grand rado-
teur ontologique !* Nature médicatrice, nature d'une maladie, que
signifie ce mot dans deux phrases si différentes? Quelle est cette
logomachie? — En suivant cet ordre d'idées, il eût pu étendre
encore bien plus ses amères critiques. Que n'eût-il pas eu à dire
des lignes suivantes : « Les philosophes qui parlent de l'ordre et
de l'harmonie éternelle du monde, disent en leur méditation :
Nature ! Les artistes rêvant au beau dans leur art, les poètes, les

peintres et les musiciens crient encore : Nature ! Et, en effet, c'est
la grande abstraction qui contient à la fois le vrai, le beau, le
bien [1]. »

L'étymologie de ce mot nous donnera une explication satisfaisante de ces apparentes contradictions.

Nature vient de *nasci*, et ce mot devient par là presque syno-
nyme de celui de cause. C'est ce par quoi *naît*, ce par quoi existe
l'objet qu'on envisage. Qu'est dans l'univers cette nature qui a
été reconnue par les philosophes et célébrée par les poètes et les
peintres ? c'est la grande cause qui lui a donné l'impulsion et
qui le régit. La nature d'une maladie lui est assignée par l'influence dont elle dépend, par sa cause vraiment efficiente ; et
enfin, dans le domaine thérapeutique, nature médicatrice désigne
la force par laquelle naissent et se produisent les mouvements
vitaux destinés à lutter contre la maladie et à rétablir la santé.
Au premier abord, donc, cette expression a le défaut de paraître
vague et de sembler favoriser la possibilité d'une confusion ; mais
le sens peut en être fixé par une définition précise. Elle offre alors
un incontestable avantage : c'est comme la devise et le cri de
ralliement de tous les médecins hippocratistes ; aussi doit-elle être
précieusement conservée.

L'idée qu'elle exprime entre à merveille dans le cadre de la
doctrine vitaliste, qui est l'hippocratisme agrandi par le progrès
des siècles et plus savamment formulé. Le vitalisme affirme que
l'homme ne se peut comprendre sans une force qui organise la
matière, maintienne son organisation et préside à toutes les fonctions de notre agrégat. La nature médicatrice est cette même force,
qui réagit contre les impressions morbides, et qui tend à réparer
au lieu de tendre seulement à conserver. La cause qui nous fait

---

[1] Chauffard fils ; *Étude comparée du génie antique et de l'idée moderne en
médecine*, pag. 86. Paris, 1855.

vivre s'efforce également à nous guérir. La providence instinctive de la santé est aussi celle de la maladie.

Définir l'aphorisme hippocratique était un point indispensable; il nous faut maintenant — tâche plus importante encore — en démontrer la réalité. Quelques-uns de nos lecteurs trouveront peut-être cette démonstration superflue; mais il y a eu à ce propos tant et de si complètes dénégations, que nous croyons utile de les réfuter.

Qu'a donc d'étrange l'assertion du Père de la médecine, pour avoir soulevé tant de rébellions? C'est plutôt le contraire qui répugnerait à l'idée que nous avons du gouvernement du monde. Quoi! la Providence aurait créé un être voué à chaque instant à la maladie et à l'imminence d'une mort prématurée, et cet être, le chef-d'œuvre de sa création, ne trouverait pas en lui-même l'impulsion nécessaire pour reconquérir sa santé? Sa guérison serait subordonnée à un art qui longtemps n'exista point, qui s'est formé avec une étonnante lenteur, et qui est bien loin encore aujourd'hui de pouvoir être utile à la grande majorité du genre humain? Ce serait le comble de la folie!

Oui, dans l'harmonie du monde, l'idée de maladie et surtout de maladie spontanée, chez un être vivant, entraîne nécessairement par elle-même l'idée d'une tendance spontanée à la guérison. Ce sont là deux notions corrélatives. Le Créateur, proclamé intelligent et bon, n'a pu uniquement soumettre à des influences extérieures le retour de l'homme malade à la santé. Les secours de la thérapeutique ne doivent pas être le moyen nécessaire et indispensable de toute guérison ; ils n'ont jamais constitué qu'un précieux auxiliaire.

On ne saurait contester la valeur de cet argument en faveur du naturisme, mais il n'est pas le seul.

Envisagé dans son ensemble, l'homme est, sans contredit, par ses facultés morales, bien plus éloigné des animaux que ceux-ci ne se peuvent distinguer eux-mêmes des plantes. L'intelligence et la volonté, plus encore que la sensibilité et la motilité, doivent marquer une éclatante scission entre les êtres qui les possèdent et ceux qui ne les possèdent pas. Aussi souscrivons-nous de plein cœur à la création du quatrième règne de la nature ; glorieuse conquête scientifique, à laquelle ont si puissamment contribué les travaux de M. Lordat. Mais, quelque flatté que son petit amour-propre puisse être de cette honorable distinction, l'homme, considéré au point de vue vital, ne s'en rapproche pas moins singulièrement du règne qui le suit immédiatement. Si tout entier il n'est pas un animal, il en a du moins un en lui-même. Celui-ci présente avec les autres un grand nombre des plus complètes analogies ; de sorte qu'on peut affirmer sans crainte que la connaissance des lois de la vie, chez les bêtes, jette une puissante lueur sur celle des faits vitaux anthropologiques.

Or, concevez-vous un animal sans une activité médicatrice intérieure ? Incapable de se secourir lui-même et le plus souvent d'être secouru par l'homme, que deviendrait-il sans elle ? Que deviendrait, sans cette protection, le roi du désert, qui se retire saignant et déchiré d'une terrible lutte allumée par la jalousie ? et le poisson, qui ne s'échappe pas sans laisser quelques écailles au filet du pêcheur ? A part quelques espèces domestiques, auxquelles l'art des vétérinaires peut être utile, que fait l'animal malade ? Il se tient coi, et, modèle de calme et de résignation que l'homme devrait souvent imiter, il attend que la nature ou la maladie ait prononcé sur son sort.

Dans l'ordre des fonctions vitales, l'homme se comporte comme les animaux ; il digère comme eux, il respire comme eux, il se reproduit comme eux. Devenu malade, il guérit encore comme eux et en vertu du même secours. Et si, par un effort libre de son intelligence, il est parvenu à conquérir les notions des choses utiles et des choses nuisibles, s'il a créé ainsi la thérapeutique, ce n'est là qu'un aide, précieux sans doute pour les efforts de la nature, et non l'agent nécessaire de toute guérison. C'est un secours surajouté, compensant le mal que l'homme se fait à lui-même par les excès de la vie civilisée, beaucoup moins favorable que l'état de nature à l'énergie de la santé.

Tel est le rôle de l'art. En effet, pour peu qu'on veuille bien réfléchir, il y a entre la naissance et les progrès des sciences médicales, d'une part, et, de l'autre, la naissance et les progrès de la civilisation, un lien intime et une étroite corrélation. L'agglomération toujours croissante des hommes, l'extension de la vie sociale et de la civilisation ont créé de nouveaux appétits, de nouvelles passions et de nouveaux usages, dont les conséquences entraînent pour la santé de graves dangers. Si, quand l'homme s'éloigne de l'état de nature, manger sans faim et boire sans soif deviennent un de ses apanages, c'est là un progrès qui ne s'achète pas sans de notables dérangements dans sa machine. Ces gens qui, suivant la pittoresque expression de Broussais, « n'ont pas d'entrailles pour le sens délicat de leur appareil digestif[1], » ne sont que trop souvent punis de leur imprévoyance. Et si l'on n'abusait encore que de la fonction digestive ! Hélas ! l'homme ne se distingue-t-il pas des animaux par des excès plus redoutables que ceux dont l'accuse la caractéristique de Brillat-Savarin ? Moins sage qu'eux, il fait de toute l'année, au grand dommage de ses forces, un perpétuel printemps, et, par une abnégation exagérée, il songe beaucoup plus à conserver l'espèce que son propre individu. Ce n'est pas tout : échappe-t-il par la force de sa volonté aux excès matériels, ce n'est souvent que pour tomber dans ceux de l'intelligence, nobles excès, mais plus redoutables encore que les premiers. La culture des sciences et des arts

---

[1] *Annales de la médecine physiologique*, janvier 1831; pag. 27.

surexcite au-delà des bornes les facultés de l'esprit. Dévorant les heures, elle oppose une résistance invincible aux plus légitimes aspirations. de la *guenille* que l'âme traîne derrière elle. Pauvre fourreau, s'il ne s'use pas de lui-même, c'est la lame qui l'usera ! Enfin, ce n'était sans doute pas assez des fautes individuelles pour ébranler le frêle bien de la santé, il a fallu que le seul accroissement des populations devienne un de nos plus terribles dangers. L'homme est pour l'homme une source fréquente des plus terribles poisons, et le simple encombrement des individus peut être l'origine de foyers pestilentiels. Funeste ensemble de conditions qui se prêtent la main pour ruiner nos forces, dans les sociétés policées, tandis que le sauvage, dont la vie est voisine de celle de la brute, participe à son énergique santé !

A tout ce mal une digue était nécessaire. Pour maintenir l'harmonie dans la création, il convenait que la cause qui exerçait une si funeste influence portât en elle-même son propre remède. En même temps qu'elle affaiblissait l'énergie vitale de l'homme et qu'elle multipliait le nombre de ses maladies, la civilisation jetait les fondements de la science qui enseigne à les guérir. L'hygiène apprenait à éviter les effets de l'encombrement et à régler l'usage des fonctions vitales, et la thérapeutique, habile non plus à empêcher les maux, mais à les guérir, prenait naissance, grandissait et multipliait ses heureuses applications.

Cette compensation précieuse est si nécessaire qu'elle s'étend jusqu'aux animaux. Ceux-ci ne peuvent s'approcher de nous et être réduits à la domesticité, état analogue pour eux à celui de notre civilisation, sans être exposés davantage à l'influence de la maladie. Il y a là comme une sorte de contagion néfaste que le roi de la création fait rayonner autour de lui. Mais par bonheur, alors que l'animal arrive à partager quelques-uns de nos maux, il participe aussi aux avantages de la médecine, qui, dans la science des vétérinaires, s'est ajoutée un très-bel et très-utile appendice. C'est ainsi que les êtres qui perdent en notre compagnie une partie de leur santé, y gagnent l'efficacité de nos secours. Plus le mal s'est accru autour de nous, plus s'est accrue la science qui nous fournit les armes pour lutter contre lui. Le contre-poison s'est formé à côté du poison, le secours s'est établi à côté du danger, et, semblable à la lance d'Achille, la civilisation a eu le pouvoir de guérir les maux qu'elle avait produits. Antithèse admirable qui ne procède pas d'un stérile jeu de l'esprit, mais qui remonte à une loi de la nature, providence incessante des êtres qu'elle a créés.

Cette loi en contient une autre qui régit la marche des progrès futurs de notre science. Il est des esprits qui, devant le chaos d'illusions et d'erreurs dans lequel s'est si fréquemment égarée la médecine, perdent courage et semblent la condamner à consumer à jamais ses efforts dans un cercle vicieux. D'autres donnent, au contraire, des ailes gigantesques à leurs espérances et pressentent déjà le jour où la maladie n'osera plus se montrer sans être à l'instant terrassée. Plus ambitieux encore et renouvelant je ne sais quelle folle rêverie du passé, ils regrettent amèrement de ne pas vivre à l'époque, dès aujourd'hui certaine pour eux, où, grâce à l'art médical, la mort sera vaincue. Entre ces lâches désespoirs et ces illusions ridicules, se trouve la vérité. Comme toutes les sciences humaines, la médecine s'achemine d'une manière assurée vers son perfectionnement. Ce progrès lent, mais nécessaire, est la conséquence des besoins de l'humanité, qui vont toujours croissant. Les causes de maladies se multiplient, l'activité de notre nature perd de son énergie; mais aussitôt les secours plus nombreux et plus éclairés de la médecine nous offrent une compensation. Bien plus, nous ne craignons pas de l'affirmer, les conquêtes du bien l'emportent sur celles du mal, et l'empire de la vie sur celui de la mort, car à tous nos labeurs répondent des résultats. Aussi les calculs les plus sûrs nous démontrent que, quelle que soit l'extension des influences nuisibles, les populations s'augmentent et la moyenne de la vie de l'homme reçoit un accroissement marqué.

Si tout ce qui précède ne suffisait pas pour convertir nos lecteurs aux dogmes du naturisme, nous invoquerions l'expérience, qui est, on peut le dire, décisive en sa faveur.

Aux premiers âges de l'humanité et pendant de longues années, l'art médical n'existait pas : cependant tous les malades ne mouraient point, et, bien loin de là, la nature les tirait souvent tout doucement et de son mieux du désordre où leur organisme était tombé. Aujourd'hui même, à notre époque, la plus brillante de toutes depuis que le monde tourne sur lui-même, une bonne partie du genre humain est tout à fait sauvage, une plus grande partie encore est à moitié ou aux trois quarts barbare ; la vraie civilisation occupe à peine un petit coin de l'univers. En dehors de la France et de quelques autres nations de notre petite Europe, il n'y a pas, à vraiment parler, de science médicale. Qu'est cette science en Chine et dans le reste de l'Asie? Rien, une pauvre collection de recettes, la plupart absurdes ou même dangereuses. Qu'est-elle dans toute l'Afrique? Pire encore. Dans toute la société musulmane, si brillante jadis, tombée aujourd'hui dans les derniers bas-fonds de l'abîme de la décrépitude, à part quelques simples, analogues à ceux qui réjouissent le cœur de nos vieilles grand'mères, elle ne consiste que dans un prodigieux amas de superstitions et de grimaces. Les versets du Coran appliqués sur l'épiderme en sont les moyens les mieux famés, et les contorsions furieuses de quelques forcenés leur apporte, auprès des malades, un poids et une autorité qui chez nous, hélas! ne se donnent plus ni à la canne pesante, ni à la vaste tabatière, ni même aux lunettes d'or.

Et cependant les maladies ne se cantonnent pas seulement

dans un coin de l'Europe, elles étendent leur empire dans le monde tout entier. Tous les hommes, tous les peuples y sont soumis. Et malgré cette dure loi, la mort n'a dépeuplé encore aucun de ces pays délaissés par la science.

Il y a donc là une vérité expérimentale : l'art médical ne peut avoir dans la guérison des souffrances de l'univers qu'une part restreinte, et l'homme, par conséquent, a en lui-même une force qui lutte contre la maladie et la mort, et qui tend à ramener la santé.

La nature donc guérit les maladies. Avant de nous demander comment l'art peut lui venir en aide, nous devons établir succinctement comment et sous quelle condition s'effectuent ses efforts médicateurs. Il nous paraît, en effet, impossible de fixer le rôle de la thérapeutique, si celui de la nature, à laquelle elle est subordonnée, ne l'est pas lui-même. Semblable à ces favoris des despotes, qui, pour dominer et concentrer entre leurs propres mains tous les ressorts du pouvoir, épient les penchants les plus secrets du caractère de leur maître, le médecin, proclamé par une mémorable parole le ministre de la nature, doit s'efforcer à surprendre tous ses arcanes, pour la dominer et la maîtriser de son mieux. A cette noble et légitime ambition est seule attaché l'espoir des succès de la thérapeutique.

La guérison des maladies est le résultat d'un jugement. L'acte vital auquel ce jugement est subordonné se nomme la crise[1].

La crise s'effectue de deux manières bien tranchées.

Tantôt les actes réactifs naissent et progressent insensiblement. Aux signes que révèlent les maladies, viennent se joindre ceux que démontrent les efforts de la nature. Faibles et dominés si l'issue

---

[1] Nous préférons, et nous en avons ailleurs exposé les raisons, donner à ce mot de crise son sens le plus général.

doit être mauvaise, ils grandissent, au contraire, et finissent par l'emporter sur les phénomènes affectifs, lorsque la guérison s'effectue. Il n'y a ni sauts ni bonds, mais bien une marche graduelle et continue vers une bonne ou une mauvaise issue. C'est ce qu'on nomme *crise insensible* ou *lysis*.

Tantôt surviennent tout à coup, au contraire, des incidents tumultueux et quelquefois terribles, qui changent subitement l'aspect et les tendances de la maladie, et font, par une impulsion vigoureuse, hâter l'heure de la guérison ou de la mort. C'est la *crise sensible*.

Le jugement par lysis est infiniment plus commun que l'autre, quoi qu'en aient pu dire beaucoup d'auteurs anciens. Un grand nombre de médecins modernes sont tombés dans une erreur considérable et tout opposée, en niant les crises sensibles. L'observation non prévenue en montre des cas avérés.

Pour avoir une bonne notion générale de la crise, il est indispensable de la comparer avec ce qui semble au premier abord son antipode, la maladie.

La maladie s'envisage sous deux points de vue différents, que l'on sépare nettement par abstraction. Elle comprend l'affection conçue ou reçue par le système vivant, et la manifestation extérieure de cette affection par l'organisme; de même, dans la crise, il faut distinguer l'impulsion vitale réactive, des phénomènes par lesquels elle se traduit au dehors et des actions organiques qu'elle produit. La maladie se révèle par des mouvements vitaux nuisibles auxquels sont liées les fluxions humorales ou nerveuses, avec ou sans matière. La crise entraîne la confirmation, la modification ou l'anéantissement de ces fluxions, ou bien encore des fluxions nouvelles confirmatives ou antagonistiques des premières. L'effort de la maladie trouble et perturbe les mouvements vitaux; le but de la crise est de les ramener à l'harmonie hygide. Si elle n'y parvient pas, c'est qu'elle est insuffisante ou mal dirigée. Enfin, la crise comme la maladie étant un acte vital, se ressent du double caractère de puissance dynamique et d'organisation physique sous lequel la vie se révèle; toutes les deux sont à la fois force et matière.

De ce rapprochement il résulte que nous ne pouvons pas mieux comprendre la nature intime de la crise que celle de la maladie elle-même. Entre cette inconnue insaisissable dans son essence et les changements qu'elle détermine dans les solides et dans les liquides du corps, se placent des mouvements fluxionnaires. Ceux-ci sont tour à tour effets de l'impulsion médicatrice intérieure et causes des phénomènes matériels critiques qui se manifestent. C'est à ce double point de vue qu'on peut essayer de classer les crises.

Si nous voulons remonter jusqu'aux mouvements fluxionnaires judicateurs de la maladie, nous nous rappellerons qu'ils obéissent, dans leur naissance et leur évolution, à des lois révélées par l'expérience : loi de délitescence, de résolution, d'extinction sur place, de répulsion et d'interception [1], de métastase et de contre-fluxion , et nous admettrons, en conséquence, des crises par délitescence, résolution, répulsion, etc.

Si au contraire nous ne voulons pas nous élever si haut, et si nous nous en tenons à l'effet ultime de l'effort médicateur, la modification matérielle des solides et des liquides, nous reconnaîtrons des crises par les sueurs, par les urines, par des hémorrhagies, par des vomissements ou des évacuations alvines, ou même par des spasmes et des convulsions.

Il ne saurait entrer dans notre plan de pénétrer dans l'étude

---

[1] *Interceptio dicitur si humoribus fluxibilitatem demimus, et vias per quas fluunt arctamus; repulsio, si adita prohibemus, parte constricta, et quasi retrudimus.* (Sennert; Înstit. med., lib. V, part. 2, sect. 1, cap. XVIII, pag. 723. Lugd., 1610.)

de chacune de ces différentes espèces de crises. Nous avons dû nous borner à les énumérer succinctement. Ce court résumé d'une exposition que nous avons faite ailleurs nous était nécessaire pour apprécier le mode d'action de l'intervention thérapeutique.

La première partie de notre tâche, en ce paragraphe, consistait à démontrer l'existence de la nature médicatrice, et à formuler les principales lois de son activité spontanée. Cette tâche nous paraît remplie.

Très-bien ! va peut-être s'écrier un de mes lecteurs, vous m'avez péremptoirement démontré l'existence de la nature médicatrice et énuméré ses modes d'action. J'admire, comme vous, cette activité intérieure qui lutte contre le mal avec énergie. Mais à quoi aboutit votre démonstration ? à nier toute efficacité à l'intervention médicale. Qu'est-ce donc après cela que la thérapeutique ? une spéculation vaine et souvent dangereuse. Si l'homme porte en lui-même son médecin, qu'allez-vous faire chez vos malades ? Votre science n'est donc qu'une stérile méditation, et votre art se borne à contresigner en quelque sorte des guérisons qu'il ne peut produire, ou des décès auxquels il n'est pas, hélas ! toujours aussi étranger.

Pareille critique peut s'émailler d'agréables plaisanteries. Son malheur est de ne pas avoir le moindre fondement. Elle serait vraie si les efforts médicateurs du système vivant étaient toujours suffisants et bien réglés. Mais les belles théories des stahliens sont, dans le domaine de la vie, ce que, dans l'ordre moral, est l'optimisme de Candide. Si tout était au mieux dans notre petit monde, si la nature médicatrice était toujours assez intelligente pour voir ce qui lui est nécessaire, et assez puissante pour l'effectuer, la mort pour cause de maladie serait rayée du nombre de nos malheurs, et, aussi fortunés que Philémon et Baucis, tous les êtres humains parviendraient vigoureux et ingambes jusqu'aux dernières limites de la vieillesse.

Guidée par les inspirations d'une sage expérience, la grande majorité des hippocratistes a toujours admis que la nature médicatrice est une force purement instinctive et dont les actes n'ont rien de raisonné. Ils naissent d'après des lois générales imposées à notre organisme, et non d'après les exigences de tel ou tel fait particulier. Ce qui est bon dans un très-grand nombre de cas, peut devenir mauvais dans d'autres, et rien n'empêche que ce qui est suffisant d'ordinaire soit exceptionnellement frappé d'impuissance. L'expérience ne le prouve que trop souvent, et nous n'avons qu'à choisir dans une foule d'exemples qui témoignent avec éclat des aberrations possibles de la nature. Ces dernières peuvent se classer sous trois chefs différents :

1° Les efforts médicateurs sont insuffisants ;

2° Ils sont nuls ou impuissants ;

3° Ils sont dangereux et funestes.

Quelques faits vulgaires dans la pratique médicale vont confirmer nos assertions.

Nous avons trouvé, dans toute crise, une impulsion dynamique modificatrice des mouvements vitaux, et les effets de cette impulsion au sein des liquides et des solides de l'organisme.

Or, l'impulsion dynamique est loin d'être toujours bien dirigée.

Ainsi, la délitescence et la répulsion des mouvements fluxionnaires sont plus souvent, sans contredit, un événement mauvais qu'un événement heureux. Que de fois la disparition subite de la fluxion dans un point, n'est-elle pas le prélude de son établissement en un lieu où elle n'est que plus menaçante? Ce déplacement lui-même, la métastase, qui peut être utile en se portant du dedans au dehors et d'un organe plus noble sur un organe moins noble, ne suit-il pas, dans de nombreuses circonstances, une marche inverse et des plus désastreuses? On voit l'interception s'opposer à des déplacements favorables des humeurs congestionnées, et l'écoulement sur place des liquides fluxionnaires dépasser les bornes où elle est utile et compromettre la vie. La révulsion et la dérivation ne sont que trop fréquemment sans résultat, et peuvent même devenir dangereuses suivant la situation du point attractif ou bien la trop faible ou la trop grande énergie de l'attraction.

Pour rendre plus saisissantes les aberrations de la nature, il nous faut quitter le domaine un peu abstrait du dynamisme pour envisager ses effets, c'est-à-dire le mouvement tonique ou atonique des solides et les déplacements humoraux.

Parmi les actes qui servent de moyens à la crise, nous avons signalé : les hémorrhagies, les vomissements, les évacuations alvines, l'accroissement du flux urinaire et de la sueur, les convulsions, les spasmes, etc., etc.

L'hémorrhagie critique peut être insuffisante. On voit fréquemment une perte de sang, d'ordinaire peu considérable, s'effectuer, un soulagement la suit de près, mais la perte s'arrête et de même l'amélioration. L'épistaxis est la voie naturelle de solution pour la congestion céphalique. Se suspend-elle trop tôt, les phénomènes congestifs reprennent leur cours à tendance funeste. D'autres fois, le besoin d'une hémorrhagie existe évidemment, et cependant la nature est impuissante à la réaliser. Croirait-on voir souvent se produire cette crise extraordinaire, que Dumas rapporte pour en avoir lu le récit dans les *Éphémérides des curieux de la nature* : Chez une jeune femme, le flux menstruel avait l'habitude de s'annoncer par une violente migraine. Au deuxième mois d'une grossesse, la céphalalgie survint et ne put avoir sa crise ordinaire. Bientôt les douleurs furent atroces. Soudain, au moment du paroxysme le plus violent, l'artère temporale droite se rompit spontanément, et cinq onces de sang s'en écoulèrent. En même temps, une hématémèse se déclara, qui fit perdre à peu près la même quantité de fluide sanguin. Alors la migraine s'évanouit, et tout rentra dans l'ordre. Y a-t-il chaque fois à espérer une aussi heureuse solution, et n'aurait-on pas trop souvent, dans des cas analogues, à constater l'impuissance de la nature? Enfin, pour en finir avec l'hémorrhagie, s'il y a peu d'évacuation qui puisse être plus salutaire, il n'y en a pas d'autre qui puisse être plus nuisible. Arme dangereuse, elle est pourvue de deux tranchants, et le tranchant qui fait le mal est plus effilé encore que celui qui produit le bien. Et, pour lui appliquer ce que Georges Wedel disait de l'opium : si ce peut être l'ancre salutaire de la vie, ce peut être aussi la barque de Caron.

Le vomissement et les selles tiennent également un rang élevé parmi les évacuations critiques utiles, et en maintes circonstances on voit leur production spontanée suivie d'une prompte amélioration. Mais voici le mauvais revers de la médaille. Tantôt se présentent des signes de turgescence gastrique vers le haut ou vers le bas, nausées, vomituritions, coliques, borborygmes, et ils n'aboutissent pas à une solution. Il y a là pour les malades une fatigue, et rien de plus. Tantôt les évacuations se produisent et demeurent insuffisantes, comme il arrive dans beaucoup d'empoisonnements. Fréquemment, en présence d'un embarras gastrique évident, nul effort évacuateur ne se manifeste ; d'autres fois enfin les vomissements et les purgations deviennent incoercibles, au grand dommage des sujets. Nul doute à nos yeux que les évacuations produites par le choléra épidémique ne prennent leur source dans des tendances originairement favorables. La nature cherche à éliminer quelque principe morbifique. Combien le but n'est-il pas dépassé, et quelle part néfaste ne revient-il pas à ces déperditions immenses dans l'horrible léthalité de la maladie !

La sueur, crise puissante de l'affection catarrhale, peut être nulle, au grand détriment des malades atteints de cette affection. Dans la suette miliaire, au contraire, l'excès de cette évacuation devient une cause d'épuisement et de mort. Dans la fièvre intermittente, c'est un essai de crise qui avorte, et dans la fièvre hectique, non-seulement elle avorte, mais encore elle nuit.

Autant l'hydropique bénéficiera de l'accroissement du flux urinaire, autant cet accroissement sera nuisible chez un sujet atteint de diabète sucré. Apte dans le premier cas à concourir au rétablissement de la santé, il ne peut dans le second qu'accélérer la fonte de l'organisme et une funeste terminaison.

Des faits sans nombre pourraient s'accumuler ici. L'étendue de notre travail est trop restreinte pour leur permettre d'y entrer. Qu'il nous suffise de rapporter encore quelques exemples plus que suffisants pour montrer les bornes souvent très-étroites du pouvoir bienfaisant de la nature médicatrice.

Par le défaut d'une circonstance physique, le contact des fragments d'un os fracturé, les vaisseaux des parties voisines auront beau fournir de la lymphe plastique, la consolidation de l'os ne se produira pas.

Que fera, à l'issue heureuse de la maladie, chez un individu cancéreux, l'élimination, pourtant bonne en principe, d'une partie de la tumeur de mauvaise nature ?

Les convulsions qui peuvent servir de crise à certaines maladies de l'enfance, seront bien moins rarement la cause d'une funeste aggravation du mal.

C'est une bienfaisante loi de notre organisme, que toute substance étrangère à son tissu tend à être éliminée par la voie la plus prompte ; et cependant sur cette direction peut se trouver un vaisseau dont la rupture entraîne la mort. Qu'un corps quelconque vienne à s'engager dans l'œsophage, tous les efforts synergiques de l'économie convergeront à l'expulser par le vomissement, lorsque souvent sa propulsion dans l'estomac serait plus facile et plus sûre. Un abcès des fosses iliaques s'acheminera d'ordinaire vers la peau, par où son issue au dehors semble plus directe, et néanmoins, à en croire Baglivi, sa sortie par le gros intestin offrirait moins de chances de mort.

Qu'y a-t-il enfin de mieux combiné que la tendance de la nature à rapprocher et à réunir les parties divisées? Pourtant il y a trop souvent ici défaut ou excès dans ses efforts. Tantôt les bourgeons charnus ne se forment pas, et les bords de la solution de continuité tendent à s'écarter tous les jours davantage ; tantôt, au contraire, l'adhésion s'établit trop intimement. Des cicatrices réunissent les paupières et gênent la vision ; d'autres viennent empêcher l'écartement des lèvres et mettent ainsi de fâcheuses entraves à l'une des principales fonctions du corps humain.

De tous ces exemples, et d'un grand nombre d'autres analogues, résulte la certitude formelle que l'activité médicatrice de la nature, dont l'existence ne peut être niée, est loin d'être toujours suffisante à remplir son mandat, et que même elle peut dévier et devenir dangereuse et funeste. Trop souvent aveugle ou inactive, elle a besoin d'un tuteur assez intelligent pour connaître ses besoins et assez puissant pour y subvenir.

C'est par une observation attentive qu'il a été possible, au bout d'un temps plus ou moins long, de connaître quelles sont, dans les maladies, les voies de solution heureuses et les voies de solution malheureuses. Parmi les tendances de la nature, on a vu celles qui arrivent à bonne fin, et celles, au contraire, qui rencontrent des obstacles et dévient. Telle maladie affectionne telle crise, et telle crise redoute tels obstacles qu'il est possible de déterminer. Par contre, une autre maladie devient plus funeste, si dans son cours apparaissent inopinément certains phénomènes caractérisés. La nature demeure-t-elle impuissante, cette impuissance se décèle par des signes faciles à distinguer. Est-elle trop active, on ne saurait méconnaître cette surexcitation. C'est par des pratiques semblables que, selon l'un des meilleurs esprits de notre époque, a été constituée la thérapeutique : « On pénétra les liaisons qui unissent les actes variés de la nature aux maladies, qui font que les uns se présentent dans telle forme morbide et les autres dans telle autre forme ; on distingua les signes qui les annoncent, les périodes du mal où elles surviennent, les conditions individuelles et particulières qui les appellent ou s'y opposent, les conditions extérieures et de régime qui les favorisent ; on distingua enfin le nuisible et l'utile, distinction qui est déjà le travail d'un vrai clinicien [1]. »

Quelques exemples pris au hasard de ce mode d'expérimenter et de procéder, achèveront d'en faire comprendre le mécanisme.

Deux fluxions ont apparu chez un malade : l'une interne fort grave, l'autre externe relativement bénigne, et le médecin est témoin de ce fait heureux que l'extérieure détruit et absorbe l'autre. Voilà un trait de lumière. Que la fluxion perverse se représente, l'idée de provoquer la contre-fluxion qui a produit un antagonisme si opportun, est toute naturelle.

Un sujet a été atteint d'une violente inflammation qu'une hémorrhagie a améliorée très-rapidement. A la première manifestation du même état pathologique, chez un autre sujet, le désir de réaliser l'hémorrhagie naîtra instantanément.

Ces analogies peuvent faire naître un grand nombre d'erreurs ; mais, bien saisies et bien interprétées, elles ont servi et servent encore à la constitution de l'art médical.

La connaissance des besoins de la nature médicatrice constitue la science des indications thérapeutiques. L'art est-il réellement à même de les remplir ? Oui, certes, et on peut facilement le démontrer.

La délitescence, la métastase, la répulsion, l'interception, la contre-fluxion, dont nous avons vu l'influence sur la crise, peuvent être produits en quelque sorte artificiellement. Le froid, par

---

[1] Chauffard fils, *loc. cit.*, pag. 60.

exemple, détermine la répulsion et la délitescence. Ce même froid, d'autres astringents, une violente perturbation, font naître la métastase. La compression est un puissant moyen d'interception. Enfin, quant à la contre-fluxion, elle aura évidemment autant de moyens d'être réalisée, que la fluxion primitive elle-même.

Nous avons un grand nombre de moyens de resserrer ou de relâcher les fibres. Toutes les évacuations humorales sont en notre pouvoir. L'hémorrhagie, les vomissements, les selles, les sueurs, le flux urinaire, peuvent être d'ordinaire provoqués à volonté, et suivant le besoin que nous en avons expérimentalement constaté.

Enfin, la chirurgie nous fournit un grand nombre de moyens, de synthèse, de diérèse, d'exérèse, etc., ou l'art donne évidemment la main à la force médicatrice. Cet aide est même ici plus apparent que partout ailleurs.

Résumons maintenant en quelques mots notre argumentation :

1° Il existe en nous une force appelée par tous les médecins hippocratistes nature médicatrice, et qui a pour mission de juger les maladies.

2° Les impulsions de cette force, bonnes en principe, peuvent en beaucoup de cas rester insuffisantes, dévier et devenir funestes.

3° Nous avons acquis par l'expérience la faculté de discerner d'ordinaire quelles impulsions sont bonnes, quelles sont insuffisantes et quelles sont fâcheuses.

4° Nous avons également acquis le pouvoir de susciter les efforts médicateurs favorables lorsqu'ils sont nuls ou insuffisants, et de réprimer ceux qui sont funestes.

5° Donc, dans la guérison des maladies, à côté de l'activité de la nature, il y a une place faite à celle de l'art.

Donc, enfin, il y a une thérapeutique.

Cette thérapeutique est une des plus belles conquêtes de l'esprit de l'homme ; mais c'est une science ardue par excellence, apte à faire le mal dans des mains inexpérimentées, autant qu'habile à faire le bien lorsqu'elle est habilement dirigée. Le nœud de ses difficultés consiste à saisir les rapports qui doivent exister entre les efforts médicateurs de la nature et ses propres tentatives. Là est un problème que les médecins ne doivent pas se lasser de méditer. Rien ne peut l'éclaircir si ce n'est l'observation attentive des malades et la longue méditation des faits cliniques. Aussi croyons-nous devoir à l'exposition complète de nos idées, la relation d'un exemple saillant destiné à démontrer tout à la fois le secours que l'art peut porter à la force médicatrice et le mal qu'il peut lui faire. Ce fait, que nous allons résumer ici en quelques mots, a été tout au long inséré par nous dans la *Revue thérapeutique du Midi* [1]. Nous le choisissons entre tous, car nous n'en avons jamais rencontré un autre aussi saisissant.

Il s'agit d'un malade de l'hôpital d'Avignon, qui, dans la convalescence d'une fièvre bénigne, fut atteint presque subitement d'une angine inflammatoire des plus intenses, avec gêne extrême de la respiration. Le chef de service, M. Émile Chauffard, dont nous étions alors l'interne, voyant la luette très-tuméfiée, et espérant, par son excision, ouvrir un passage à l'air, la coupa près de la base. Sur le moment, il y eut à peine un petit suintement sanguin. L'état du sujet empire bientôt, la déglutition devient impossible et l'asphyxie imminente. Tout à coup, au moment des plus terribles symptômes, et cinq heures après l'excision de la luette, le sang s'échappe en abondance de la surface divisée. Instantanément diminue la suffocation ; le pouls, qui était misérable, se relève ; les signes de l'agonie disparaissent et la vie se ranime avec toute son énergie.

---

[1] Numéros des 15 et 30 janvier 1858.

Peu à peu l'hémorrhagie devient si considérable qu'elle nous effraie à tort, alors que les forces sont encore intactes. Tout à fait novice dans l'observation, et débutant dans nos fonctions d'interne, nous tremblons devant l'intensité de la perte de sang et cherchons à l'arrêter par des astringents et des répercussifs. Nous n'y réussissons que trop. Deux heures ne se sont pas écoulées depuis l'hémostasie, que l'asphyxie a reparu plus terrible que jamais. La mort va avoir lieu, lorsqu'au moment où nous nous reprochons amèrement notre imprudence, par un suprême effort de la nature le sang jaillit de nouveau en abondance et coule ensuite pendant dix heures consécutives. Le malade fut sauvé après avoir perdu environ cinq livres de sang, et revint à une santé complète en passant par une courte convalescence.

Les enseignements que ce fait révèle, sont péremptoires. Nous y voyons un exemple frappant des rapports qui doivent exister entre les efforts du médecin et ceux de la nature médicatrice, de l'aide qu'ils se prêtent mutuellement, de l'impuissance où ils ne sont que trop souvent l'un sans l'autre. Le médecin habile qui pratiqua la section de la luette ne songeait pas certainement à ce que l'avenir réalisa, il pensait à ouvrir à l'air un passage en détruisant l'obstacle qui obstruait le conduit respiratoire. Et cependant la nature, qui éprouvait le besoin d'un dégorgement sanguin, mais qui eût été sans doute impuissante à lutter contre l'intégrité du tégument, saisit cette voie que l'art lui créait inopinément et réalisa la crise salutaire. Ainsi, la nature eût été impuissante sans le secours du médecin, et le médecin aurait fait une section inutile sans la puissante intervention de la nature. Leur association a eu les plus heureux résultats. Telles sont les conditions qui se rencontrent dans bien des cas. La nature a vers la guérison des tendances qu'elle ne peut toujours mener à bonne fin. Les systématiques les méconnaissent et les brutalisent ; les grands praticiens, au contraire, sans cesse préoccupés de les étudier, les découvrent, les apprécient et les secondent. Mieux favorisée, même d'ordinaire, que dans le cas dont nous venons de parler, la médecine hippocratique agit, non d'après l'inspiration d'un heureux instinct, mais à la suite d'une détermination raisonnée ; car l'expérience l'a depuis longtemps mise en possession d'un grand nombre d'agents thérapeutiques dont les effets peuvent être prévus. Interprète et ministre de la nature, le médecin qui connaît ses admirables lois est en mesure de favoriser puissamment l'exécution des actes vitaux salutaires; et également éloigné de la paresseuse expectation de Gédéon Harvey et de la fougue turbulente de Chirac, il ne se presse pas pour agir, mais à l'heure voulue il agit avec énergie, parce qu'il est armé d'une profonde conviction.

Les rapports dont il vient d'être question entre la thérapeutique et la nature médicatrice sont loin d'être identiques dans tous les cas, quels qu'ils soient ; ils doivent cependant être dominés par l'une des trois circonstances suivantes :

1° Ou les efforts réactifs de la nature paraissent bien dirigés et suffisants pour la guérison de la maladie ;

2° Ou ils sont insuffisants et même nuls ;

3° Ou, enfin, ils sont mal dirigés et dangereux.

Quel est le rôle de l'art dans des conjectures si diverses ; c'est ce qu'il nous faut examiner.

1° *Les efforts réactifs de la nature paraissent bien dirigés et suffisants pour la guérison de la maladie.* — C'est le cas où le rôle de l'art est le plus borné. Que l'on se garde ici des médications énergiques : la nature tient le gouvernail, il faut le lui laisser, tout en la surveillant et en ne perdant pas de vue la possibilité d'une fausse manœuvre de sa part. Des tentatives turbulentes seraient capables d'arrêter la crise favorable et de produire de désastreux effets. Mieux vaut cent fois ici faire moins que trop.

Tels sont les principes de la méthode dite *expectante.* Elle n'exclut pas du reste l'intervention du médecin, et lui permet, lorsqu'il est habile, de rendre encore de grands services aux malades.

Le plus grand de tous ces services, sans doute, est de ne pas lui faire de mal et de l'empêcher de s'en faire à lui-même. Il entre difficilement dans la tête d'un malade de se fier à sa bonne nature pour se laisser guérir ; il faut nécessairement, pour lui et pour sa famille, une intervention médicale ou réputée telle ; il leur faut des remèdes. S'ils n'ont pas auprès d'eux un vrai médecin, ils appelleront un médicastre, une commère voisine, un sorcier. La patience et la résignation sont rarement des vertus de l'homme, et à ce point de vue, avons-nous déjà dit, les animaux lui donnent de bien bons exemples qu'il se garde de suivre. Cette impatience, cette révolte contre la nature médicatrice, ces mesquines lâchetés entraînent force dangers, et c'est bien le cas de le répéter avec le poète :

> Souvent la peur d'un mal nous conduit dans un pire.

Le médecin doit tenir grand compte de toutes ces misères morales. En agissant par des remèdes inoffensifs sur l'imagination du sujet, il met en jeu un levier puissant de guérison, fort efficace à soutenir les efforts médicateurs spontanés. Les pilules de mie de pain ont fait de grandes cures et empêché de grands malheurs ; et que de pilules de mie de pain dans l'arsenal de la matière médicale ! Ces tromperies, pourquoi hésiterions-nous à prononcer ce mot, pour être permises à un homme honorable et intelligent, exigent deux conditions : la première, qu'elles soient mises en pratique en vue des avantages du malade et non en vue de l'intérêt personnel ; la seconde, que le praticien ne soit pas la dupe des moyens qu'il emploie. S'il est imbu d'illusions, il encombre la science d'observations fausses, entraîne d'autres erreurs à la suite de la sienne, et par l'accumulation de fausses richesses met obstacle à l'emploi des ressources réelles que la science possède. Tout au moins il empêche de voir nettement les lacunes que le progrès pourrait combler et les *desiderata* qu'il serait susceptible de remplir.

Arrive-t-il souvent d'ailleurs que l'art n'ait réellement rien à faire? Nous avons entre les mains une foule de petits moyens qui, sans être absolument indispensables à la guérison, ne peuvent guère nuire et deviennent fréquemment utiles. Quelque heureuses que soient les tendances de l'économie, il y a presque toujours des symptômes mauvais à amender et des souffrances à calmer.

Un rhume guérira d'ordinaire spontanément; mais souvent il est avantageux de calmer la toux, pourvu que ce soit avec prudence. Alors même que la crise marche bien, on peut lui venir en aide, attirer légèrement au dehors ou vers le bas les mouvements fluxionnaires, et tenir, suivant une expression pittoresque, tous les couloirs ouverts.

Enfin, il existe en tous cas, pour le médecin, une tâche importante, celle de fixer le régime. La quantité et la nature des aliments et des boissons ont une grande influence sur l'état des forces, la marche de la maladie et son issue. La diététique est une science ardue dont les applications les plus vulgaires, en apparence, constituent un problème difficile même pour le praticien consommé.

Dans les circonstances donc où la nature est toute-puissante, et où à première vue l'art semblerait devoir être essentiellement inactif, il joue encore un rôle important, alors qu'on sait apprécier son véritable pouvoir.

2° *Les efforts réactifs de la nature sont insuffisants ou même nuls.* — Ici grandit l'empire de la thérapeutique et grandissent, en même temps, les conséquences heureuses ou funestes de son intervention.

Si les efforts réactifs paraissent bons mais insuffisants, il faut les étudier avec une attention extrême, pour bien préciser leur direction et pour être à même de venir à leur secours. *Quo natura vergit, eo ducendum,* dit l'aphorisme. S'il y a turgescence gastrique, on provoque des vomissements; si turgescence vers le bas, on purge. De telles recommandations sont si vulgaires, que nous n'avons pas besoin d'y insister, nous ferons seulement deux remarques : la première, qu'il est souvent fort difficile de juger si un acte vital spontané est bon ou mauvais. Cette appréciation exige une grande expérience, et fréquemment, même pour les plus habiles, des tâtonnements, lesquels constituent la méthode dite : *a juvantibus et lœdentibus,* méthode utile, mais pleine des plus graves périls, sur lesquels il nous faudra revenir.

La seconde remarque offre beaucoup d'analogie avec la première. Il s'agit de l'importance qu'il y a, dans une maladie, à ne pas confondre ce qui est symptôme affectif ou sympathique avec ce qui est effort médicateur. Une pareille confusion expose à aggraver les phénomènes fâcheux et à hâter les progrès du mal. Rappelons-nous l'erreur ridicule de cet ancien qui, s'emparant sans réflexion du précepte hippocratique : *vomitus vomitu curatur,* allait jusqu'à redoubler par des vomitifs les vomissements de l'iléus. Ils tombaient dans une erreur analogue les partisans outrés de la méthode échauffante qui, à l'époque de Morton, tendaient à exciter quand même la sécrétion de la sueur, et, par cette pratique insensée, amenaient les plus graves complications, ce que leur reprocha amèrement Sydenham. L'art médical est fondé sur des nuances difficiles à saisir, et sur l'appréciation de rapports contingents. De là son immense difficulté ; de là ses innombrables fautes.

Si les mouvements médicateurs sont nuls et si l'on ne peut découvrir aucune tendance de la nature à la guérison, il faut rechercher ceux qui naissent et réussissent d'ordinaire dans l'espèce d'affection à laquelle on a affaire, chez le sujet que l'on traite, et pendant la constitution médicale qui règne. Que l'on soit en présence, je suppose, d'une affection bilieuse : comme l'expérience démontre qu'elle se juge ordinairement par des vomissements ou des selles, on devra souvent les provoquer, alors même qu'on n'aperçoit chez le malade aucun signe de leur production spontanée. Un sujet est-il habitué à voir se juger par des sueurs les maladies dont il est atteint, il sera permis de supposer que, dans un cas donné, la crise se fera plutôt chez lui par les sueurs que par toute autre voie, et on devra, s'il n'y a pas d'ailleurs de contre-indication, chercher à les provoquer. Telle épidémie, enfin, affectionne d'ordinaire telle crise heureuse ; on s'efforcera, dans certaines circonstances, de la provoquer chez un malade, lors même que l'on n'en apercevrait aucun indice.

En présence de l'insuccès des agents thérapeutiques qui remplissent de pareilles indications, ou à leur défaut, l'art a dans ses mains des armes utiles, mais qui deviennent dangereuses lorsqu'elles sont mal maniées. Il les trouve dans les méthodes nommées imitatrice et perturbatrice. La méthode imitatrice consiste à provoquer empiriquement, sans que la nature paraisse le demander et seulement à l'exemple de certains succès observés dans des cas jugés analogues, des actes vitaux qui n'ont aucune tendance à s'effectuer. Quant à la perturbation, elle a pour objet de déterminer dans l'économie une vive secousse sous l'impulsion de laquelle se réveillera, on l'espère, l'activité médicatrice de la nature.

Enfin, lorsque l'évolution heureuse d'une maladie est totalement enrayée dans sa marche, la cause en est souvent à ce qu'un autre état pathologique s'est surajouté à elle et la tient en échec. On dit alors qu'il existe une complication. Reconnaître ces complications et chercher à les faire disparaître, est un devoir impérieux.

Dans toutes ces circonstances, l'intervention de l'art est hérissée des plus graves difficultés. Démêler les vraies tendances de
la nature et discerner dans elles le bon du mauvais, constitue
peut-être le problème le plus ardu de la thérapeutique. Plus
les moyens de l'art deviennent énergiques, et plus ils remuent profondément l'organisme, comme il arrive dans la méthode imitatrice et perturbatrice, plus leur emploi inopportun peut devenir
funeste.

3° *Les efforts réactifs de la nature sont mal dirigés et dangereux.* — Nous avons vu quelles furent les erreurs des ultra-
naturistes. Donnant de l'intelligence à la cause des actes vitaux,
ils en arrivaient à s'incliner devant tous ses actes et à réduire
la thérapeutique à une continuelle contemplation. Nous re-
poussons énergiquement les prétentions d'un pareil optimisme.
Il est des cas où les efforts réactifs de l'économie ont des effets
déplorables. Que faut-il faire alors? Les réprimer et faire naître
des actes vitaux antagonistiques qui puissent les détruire. C'est
alors surtout que la contre-fluxion, la répulsion et l'interception
trouvent leurs principales applications. Une fluxion perverse
s'est-elle manifestée, on cherche à en établir une moins dangereuse qui la fasse évanouir. La réaction est-elle trop intense,
on la combat par une active contre-stimulation. Y a-t-il enfin
un flux trop considérable d'humeurs, l'interception ou la répulsion pourront en avoir raison.

C'est dans le cas actuel, plus encore que dans le précédent,
qu'à défaut d'autres moyens on a recours aux méthodes imitatrice et perturbatrice. Lorsque l'enchaînement de la marche
de la maladie paraît fatal, on doit essayer de le rompre, et on y parvient en imprimant à l'organisme une secousse souvent salutaire.

Ici encore il faut de la prudence et une grande circonspection.
Trop souvent, en présence de maladies graves et dont l'issue
semble devoir être funeste, on se croit autorisé à tout tenter. Le

mal étant *fort*, répétons-le, on cherche à diriger contre lui quelque chose de *fort*. Vous qui vous précipitez ainsi dans toutes les extravagances d'une thérapeutique énergumène, songez parfois que si déjà le poids de la maladie est bien lourd pour l'économie, elle portera difficilement un autre fardeau. Et lorsque elle est prête à être vaincue, vous iriez jeter, sinon votre épée, comme Brennus, du moins votre lancette dans le mauvais plateau de la balance !

Si l'on veut bien considérer l'enchaînement des réflexions précédentes, on verra qu'après avoir démontré l'insuffisance fréquente de la nature à guérir les maladies, nous avons prouvé que l'art peut lui venir en aide, et formellement établi ainsi la Réalité de la Thérapeutique.

Mais quelle tâche lui avons-nous assignée ?

Nous ne l'avons pas vue s'adresser directement à la modification vitale qui constitue l'essence de la maladie, afin de la détruire, mais envisager seulement la manifestation du mal et les efforts réactifs de la nature pour les aider ou les combattre, suivant le besoin. C'est l'acte morbide qu'elle a eu jusqu'ici constamment en vue, et sur lequel elle a eu la prétention d'exercer uniquement son influence.

Or, l'acte morbide n'est point toute la maladie, ce n'en est que la manifestation. Au-dessus de lui se trouve la modification anormale du système vivant, ce que nous nommons l'état morbide.

Comme le plus sûr moyen d'atteindre un effet est d'agir sur sa cause, nous en arrivons à désirer une thérapeutique bien plus puissante que celle dont nous venons d'étudier le rôle. Ce serait celle qui, au lieu de s'adresser à l'acte morbide pour le diriger ou le réprimer, remonterait jusqu'à l'état morbide pour lutter directement contre lui.

Combien la puissance de notre art ne serait-elle point par là décuplée !

Eh bien ! pareille aspiration n'est ni une illusion ni un rêve. Elle a de réelles satisfactions. La médecine est véritablement puissante contre certains états morbides ; les armes qu'elle possède contre eux sont même entre toutes les plus acérées. Mais elles sont rares, et quoiqu'on puisse espérer légitimement les accroître avec le temps, elles semblent destinées à être toujours exceptionnelles, et à ne s'appliquer qu'à un petit nombre de cas.

La médication qui s'adresse ainsi à l'état morbide pour le détruire, c'est la médication spécifique.

Le remède spécifique est celui qui est approprié (*remedium appropriatum*) à une maladie, qui ne la guérit point par les voies ordinaires de solution, mais bien par une action directe et profondément cachée sur son essence même. Ce sont, par excellence, les moyens actifs de la thérapeutique. Si nous avions un véritable spécifique contre toutes les maladies, notre art serait arrivé au plus splendide comble de sa puissance. Aussi, mis en goût par ceux qu'ils possédaient déjà, les médecins ont consacré de gigantesques efforts à en découvrir de nouveaux. Que d'enthousiasme pour ce but, que de labeurs ! Mais, hélas! la voie lactée n'a pas plus d'étoiles que la médecine des spécifiques n'a éprouvé de déboires et de revers ; aussi se présente-t-elle sous deux aspects très-différents. Elle possède un petit nombre de réalités évidentes qui font la gloire de notre art, et elle a amené à des essais qui en sont encore l'opprobre. Ses acquisitions sont des bienfaits pour l'humanité, ses vaines tentatives en ont fait le malheur. Et si, enfin, elle peut mettre sur sa bannière les noms presque sacrés pour le genre humain du quinquina et du mercure, elle doit inscrire dans son martyrologe la collection des recettes les plus ineptes, et des médications les plus cruelles et les plus fatales. C'est elle qui est allée chercher des panacées dans tous les fumiers; à elle la responsabilité de la poudre de crâne humain, de l'huile de petits chiens et de l'*Album grœcum*.

Puisqu'il y a donc ici, à côté de réalités sérieuses, de détestables illusions, cette étude rentre nécessairement dans celle que nous avons entreprise. Non que nous nous proposions de dresser une liste des vrais spécifiques connus aujourd'hui, ce qui nous ferait entrer dans de trop longues discussions ; mais nous avons à montrer qu'il en existe réellement, et à leur assigner leur place dans la thérapeutique. Nous n'avons pour cela qu'à en étudier quelques-uns, dont l'efficacité est admise par tous.

Le premier dans la hiérarchie, celui dont déjà tous nos lecteurs ont prononcé le nom, celui qui mérite, entre tous, la reconnaissance des hommes, c'est le quinquina.

Le quinquina guérit cette affection protéiforme très-mal désignée dans son ensemble sous le nom de fièvre intermittente [1], non en provoquant des mouvements critiques, ni en régularisant ses actes morbides, mais en allant tout droit à la modification vitale, cause de tous les symptômes morbides pour la combattre et l'anéantir. Il détruit l'état morbide intermittent, si l'on me passe cette expression, que j'emploie faute d'autres qui puissent traduire ma pensée.

Semblable à ces couleurs complémentaires qui s'effacent réciproquement et se réduisent mutuellement à la couleur blanche, la modification produite sur l'organisme par le quinquina, et celle qui constitue l'affection intermittente, réagissent l'une sur l'autre de manière à s'annihiler. L'effet de la célèbre écorce est mystérieux, prompt et souverain ; en quelques heures, il éteint les plus violents symptômes, et ramène de l'agonie à la convalescence et à la santé. Il est des contrées, le midi de la France par exemple, où les nombreuses variétés de fièvres intermittentes

---

[1] L'expression d'affection paludéenne est encore plus vicieuse.

sont éminemment fréquentes ; il en est d'autres où, plus répandues encore, ces fièvres ont comme le monopole de la pathologie aiguë. Là, le quinquina est une panacée presque universelle ; on lui voit chaque jour faire de véritables prodiges. Il nous a été donné d'observer des milliers de cures, souvent inespérées, faites par lui, et nous ne craignons pas d'affirmer que les lieux où la thérapeutique est la plus puissante, sont ceux où les fièvres intermittentes l'emportent le plus en fréquence sur les autres maladies.

Après le quinquina, le médicament spécifique qui arme le médecin de la plus haute puissance, c'est le mercure. Celui-ci s'adresse aussi à un état morbide des plus graves, qui donne naissance aux manifestations les plus variées. Dans combien de cas en apparence radicalement dissemblables, ne triomphe-t-il pas ? Quelles horribles souffrances, quelles hideuses lésions ne fait-il pas cesser ? Il est, on peut le dire, dans le champ des maladies chroniques, quoiqu'à un moindre degré, ce que l'écorce du Pérou est dans celui des maladies aiguës. Et comme cette dernière, il agit, non en déterminant des crises, non en modifiant les tendances de l'acte morbide, mais par une action suprême et mystérieuse contre un état morbide, la diathèse syphilitique. Sous l'influence des idées de l'humorisme exagéré, on a cru longtemps qu'il jugeait la vérole par la salivation, et, sous ce prétexte, on édentait les malades. Mais aujourd'hui, les principes de la méthode dite de Montpellier ont partout prévalu. En administrant le mercure, on se propose l'extinction directe du vice syphilitique, et cela, sans connaître la manière d'agir du médicament, sans avoir d'autre démonstration rationnelle de sa puissance, que des milliards et des milliards de faits.

Ces deux exemples saillants donnent une idée nette et suffisante de la médication spécifique. Nous pourrions en citer d'autres, parler de l'iode, du soufre et de plusieurs autres agents dont l'action spécifique, quoique probable, devient de moins en moins évidente et laisse place à plus de contestations. Mais il n'entre pas dans notre plan de prouver ou de nier la spécificité de tel ou tel médicament : il nous suffit d'établir la réalité de la médication spécifique, en général ; il nous suffit de démontrer la possibilité de ne point borner nos efforts médicateurs à l'acte morbide, et de les faire remonter plus haut, et jusqu'à l'état morbide lui-même.

La médication spécifique est la ressource la plus puissante de la thérapeutique, malheureusement ce n'est qu'une méthode d'exception ; le nombre des maladies auxquelles elle s'adresse est peu nombreux, ainsi que le nombre de ses vrais agents. C'est ce qui fait que, dans notre étude, nous ne l'avons placée qu'en seconde ligne. Voilà pour l'état présent de la science ; mais que devons-nous penser des espérances de l'avenir ? Tout porte à penser que la liste de ces moyens héroïques n'est pas close, et que les âges futurs ajouteront des conquêtes à celles des âges passés. Les découvertes de la chimie, de la physique, des sciences naturelles, le monde plus librement ouvert à nos explorations, la loi du progrès, enfin tout doit stimuler notre zèle et donner de la vigueur à nos espérances. *Multa transibunt et scientia augebitur*, répéterons-nous avec l'illustre chancelier. Mais s'il est permis de s'en rapporter à l'analogie et à la connaissance que nous avons du génie de la thérapeutique, il est à croire que les acquisitions de ce genre seront lentes et rares. Dans un jour d'optimisme, Sydenham se laissait aller à une bien douce pensée : « Je ne doute pas, écrivait-il, que dans cette abondance de biens et de richesses dont regorge la nature, le Créateur qui veille à la conservation de ses ouvrages, n'ait pourvu à la guérison des maladies les plus considérables qui affligent le genre humain, en formant des spécifiques qui soient à la portée de chaque homme et dans son pays natal [1]. »

---

[1] *Loc. cit.*, pag. xx.

Hélas! nous sommes bien loin encore de cet Eldorado. Le verra-t-on jamais? Quelques pauvres écervelés ont cru déjà l'avoir atteint. Ne s'imaginent-ils pas avoir fait mille fois plus en quelques jours, que l'humanité tout entière en tant de siècles! Héritiers de la présomption d'Icare, ils ne s'élèvent avec lui jusqu'aux nuages de la témérité que pour retomber de plus haut. Tout ce que nous avons dit de la raison d'être de la thérapeutique et de la loi de ses progrès, s'oppose à des espérances exagérées, au bout desquelles, n'en doutez pas, par une réaction naturelle, viennent se dresser un scepticisme absolu et un amer découragement.

Disons-le même, car nous ne voulons rien taire de ce qui nous paraît être la vérité, sans s'interdire toute recherche pour accroître le nombre des spécifiques, un vrai médecin ne s'y adonne pas tout entier; il se rappelle que le hasard plus que le génie a fait découvrir les médicaments spécifiques connus aujourd'hui. Ces conquêtes pratiques n'appartiennent pas aux grands noms qui ont illustré notre art. La part de ces derniers est de s'être emparés de nouveautés stériles et même dangereuses dans les mains du vulgaire, de les avoir étudiées et expérimentées avec soin, et d'avoir fixé les règles de leur emploi. Sydenham ne fit pas voile vers le Pérou pour y chercher le quinquina; il le trouva autour de lui, dans les mains des empiriques, employé à l'aveugle et discrédité par des insuccès. Le rôle de l'illustre médecin anglais fut de réhabiliter le nouveau remède, de préciser ses indications, ses doses et le moment de son administration. Par là il acquit une véritable gloire.

La thérapeutique nous apparaît donc maintenant sous deux faces distinctes. Tantôt armée d'une puissance souveraine, elle va droit à l'essence de la maladie, sans tenir compte des efforts médicateurs spontanés, pour la combattre et l'annihiler. Tantôt, et beaucoup plus souvent, au contraire, elle s'avoue son impuissance contre l'essence même du mal et observe, pour la favoriser, la régler ou la réprimer, la réaction de la nature. Aussi, de même que la maladie peut être envisagée à deux points de vue bien différents, la thérapeutique comprend deux grandes méthodes : la première, qui lutte contre l'état morbide et qu'on nomme méthode spécifique ; la seconde, qui s'adresse à l'acte morbide et combat en quelque sorte à côté de la *nature*, et à laquelle on doit donner le nom général de méthode *naturelle*.

La méthode naturelle telle que nous l'envisageons a un domaine beaucoup plus vaste que celui qu'on lui assigne ordinairement : non-seulement elle observe et dirige les mouvements médicateurs heureux ; non-seulement encore elle réprime ceux qui sont mauvais et cherche à les distinguer soigneusement les uns des autres, mais elle a recours encore aux impulsions imitatrices ou perturbatrices, lorsque le cas l'y oblige. En un mot, c'est le NATURISME, dans son sens le plus général.

Mais ici un grave scrupule nous arrête. Occupé de méthodes thérapeutiques, nous n'avons pas encore prononcé le nom du grand législateur moderne de la doctrine vitaliste, qui a écrit sur elle des pages immortelles. Bien plus, quelques-unes de nos opinions semblent aller à l'encontre des siennes, qui sont, on peut le dire, classiques aujourd'hui. N'y a t-il pas là pour nous des motifs légitimes de redouter une erreur de notre part ?

Pour examiner ce que cette crainte peut avoir de fondé, il faut d'abord nous demander si la divergence qui nous sépare de l'illustre auteur des *Maladies goutteuses* est considérable. Nous n'hésitons pas à répondre que non. Nous suivons Barthez dans le dénombrement qu'il fait des méthodes thérapeutiques ; nous acceptons toutes les définitions qu'il donne des méthodes naturelles, analytiques et empiriques ; notre opinion ne diffère de la sienne que sur un point, la classification de ces méthodes.

La classification de Barthez nous paraît séparer trop nettement

des méthodes qui ont entre elles de grandes affinités et en rapprocher qui sont essentiellement dissemblables. Ainsi, à nos
yeux, l'analyse qui sert à dénommer la méthode analytique et
qui lui semble, par conséquent, uniquement réservée, domine,
au contraire, souverainement les applications de la méthode naturelle et des méthodes empiriques. Sans l'analyse, il nous paraît impossible d'instituer, même dans le cas le plus simple, un
traitement rationnel.

D'un autre côté, la méthode naturelle est, à un important point
de vue, une méthode empirique [1]. Si elle ne reposait pas sur l'expérience, elle serait détestable, mais bien loin de là ses fondements sont établis sur ce point capital d'observation; que la nature
guérit les maladies. L'expérience a encore appris à distinguer si
les mouvements médicateurs sont favorables ou défavorables, et
si par conséquent on peut les laisser livrés à eux-mêmes ou les
combattre. Nous ne connaissons pas, en définitive, le pourquoi
rationnel de ces actes curateurs.

Les méthodes par imitation et par perturbation, qui, dans la
classification de Barthez, sont complètement séparées de la méthode naturelle, doivent au contraire en être rapprochées. Toutes
trois ont cela de commun qu'elles s'occupent de l'acte morbide, et qu'elles s'adressent au principe réactif médicateur appelé
nature : la dernière, pour le diriger d'après des règles expérimentales, les deux premières pour lui faire subir une modification
plus ou moins douteuse dans ses conséquences. Que dans un cas
de rougeole, on entretienne le malade dans une douce transpi-
ration par des tisanes tièdes et émollientes, ou bien que dans

---

[1] Dans la Doctrine médicale de Barthez, à l'article où il s'occupe des
méthodes, pag. 303, M. Lordat ne manque pas de le reconnaître, et il dit
formellement : « A la rigueur, tous les moyens thérapeutiques considérés dans
leurs effets immédiats sur les affections élémentaires, sont des moyens empiriques, puisque les résultats de leur action n'auraient jamais été prévus. »

des circonstances graves où l'éruption ne se fait pas, on ait recours au mouvement perturbateur d'un vomitif, on ne perd pas de vue l'activité médicatrice de la nature, à laquelle s'adressent en somme les deux médications. Dans le premier cas, elle est bien réglée, on la seconde doucement en se gardant de la brusquer. Dans le second, ses tendances sont mauvaises, et on ne craint pas de lui infliger une vive secousse, pour essayer d'imprimer à ses efforts une plus heureuse direction.

La classification de Barthez semble donc séparer trop nettement des méthodes qui ont entre elles de grandes affinités, nous venons de le prouver ; elle en rapproche d'autres, dirons-nous maintenant, qui sont, au contraire, très-dissemblables. En rangeant parmi les méthodes empiriques la méthode spécifique, à côté de la méthode imitatrice et de la méthode perturbatrice, Barthez paraît méconnaître qu'elles sont séparées par un grand intervalle logique. Les méthodes par imitation et perturbation, répétons-le, ne remontent pas plus haut que l'acte morbide ; elles n'ont mission d'agir que sur la force médicatrice. Radicalement différente est la méthode spécifique, qui va tout droit à l'état morbide et ne s'adresse pas aux mouvements réactifs de l'organisme.

Nous ne voudrions pas que l'on pût se méprendre sur notre pensée. Loin de nous, bien loin de nous la prétention de contester l'excellence des réflexions qui font de la préface du *Traité des maladies goutteuses* une œuvre impérissable. Le génie de Barthez a distingué et défini avec une admirable précision les méthodes thérapeutiques ; mais ce que nous ne pouvons admettre, c'est sa classification.

Quoi qu'il en soit, et malgré la conviction sincère où nous sommes de la vérité de nos appréciations, nous aurions peut-être hésité à nous séparer de Barthez sur une question où son autorité est immense, si nous n'avions pas trouvé dans d'autres autorités, très-considérables aussi, un éclatant secours.

En relisant la remarquable Introduction que Sydenham a placée en tête de ses œuvres, nous y avons trouvé des opinions identiques aux nôtres. Le célèbre médecin anglais, recherchant ce qui est nécessaire à l'avancement de la médecine, signale deux points fondamentaux : une histoire exacte et fidèle des maladies, et une méthode sûre et constante pour les traiter. La méthode, il l'expose clairement, c'est le naturisme. Mais, continuant son étude, il ajoute que, dans les maladies chroniques, elle est souvent insuffisante ; « ce qui vient, ajoute-t-il, principalement de ce que la nature n'a pas des moyens aussi efficaces dans les maladies chroniques que dans les aiguës, pour évacuer la matière morbifique, et pour que nous puissions, en l'aidant et en la dirigeant, venir à bout de la maladie[1]. » — Que faire dans des circonstances aussi malheureuses ? « Il faut détruire par un remède particulier — un spécifique — cette espèce de maladie, » c'est-à-dire, s'il avait parlé notre langue médicale actuelle, l'état morbide.

La médication spécifique se sépare nettement, selon lui, de la *méthode* (la méthode naturelle), car la première guérit la maladie « sans avoir égard à telle ou telle intention curative de la nature. » Malheureusement, le nombre des spécifiques, continue-t-il, est peu considérable ; il n'y en a qu'un seul de vrai, le quinquina. « Le mercure ne doit pas être regardé comme un vrai spécifique, à moins qu'on ne prouve qu'il a guéri la vérole sans exciter la salivation. » Des remèdes qui agissent en opérant des évacuations ne sont pas plus le spécifique de telle ou telle maladie, « que la lancette n'est celui de la pleurésie[2]. »

Cette citation prouve formellement que Sydenham reconnaît, comme nous, deux méthodes thérapeutiques fondamentales, la méthode naturelle et la méthode spécifique ; qu'il a une idée nette de la spécificité thérapeutique, et qu'enfin l'erreur commise

---

[1] *Loc. cit.*, pag. XIX.

[2] *Loc. cit.*, pag. XIX et XX.

par lui à propos du mercure est due précisément à la rigueur de
sa logique, d'une part, et, de l'autre, à la fausse idée, régnant
alors dans le monde médical, de la nécessité de la salivation pour
guérir la syphilis. Si une pareille assertion s'était vérifiée, le mercure ne serait vraiment pas un spécifique, et les conclusions du
médecin anglais seraient fondées.

A une époque où le vitalisme n'était pas aussi nettement formulé qu'il l'a été depuis, par le concours successif de plusieurs
hommes illustres, il est admirable que le génie de Sydenham ait
pu concevoir une idée aussi précise et aussi juste des vrais fondements de la thérapeutique.

L'autorité de Stahl s'ajoute à celle de Sydenham, pour appuyer
notre manière de voir dans cette question.

D'après le professeur de Halle, la curation d'une maladie est
ou *dogmatique* ou *empirique*. La curation dogmatique, c'est ce
que Sydenham appelle la *méthode*, c'est le naturisme. Elle aide,
corrige ou réprime, d'après Stahl, les efforts médicateurs spontanés; au besoin elle les provoque quand ils ne se manifestent pas.
Quant à la curation empirique, elle procède par des spécifiques
dont l'expérience a bien constaté l'efficacité [1].

Il y a donc, nous le dirons maintenant avec assurance, deux
méthodes thérapeutiques fondamentales : la méthode spécifique
et la méthode naturelle. La méthode spécifique ne se subdivise
pas; quant à la méthode naturelle, elle comprend plusieurs méthodes secondaires :

1° Méthode naturelle expectante;

2°   —   · · —   imitatrice;

3°   —   —   perturbatrice;

4° · —   —   analytique.

---

[1] Voir la Préface du *Collegium casuale minus*, dans *Theoria medica vera*,
§ 39 à 47.

Cette dernière subdivision demande un commentaire.

Il s'en faut singulièrement, comme on pourrait le croire au premier abord, que l'analyse ne préside qu'à la méthode dite *analytique*. Elle domine, on peut le dire, toute la thérapeutique, comme elle domine toute la pathologie. Pour comprendre son double rôle, nous devons entrer ici dans quelques courtes considérations.

Instrument du diagnostic, c'est à dire de la science qui enseigne à distinguer les maladies, l'analyse débute par la distinction fondamentale de l'état et de l'acte morbides, et, pénétrant dans chacune de ces divisions du fait morbide, elle fait reconnaître leurs *éléments*. M. le professeur Jaumes l'a suivie récemment dans cette œuvre fondamentale, et a exposé son mode de procéder dans un mémoire remarquable [1], digne de toutes les méditations des esprits réfléchis, et qui a jeté une lueur nouvelle sur un sujet entouré jusqu'ici d'une profonde obscurité.

Ce point de vue de l'analyse a de nombreux rapports avec celui que nous avons à examiner ici. L'analyse thérapeutique n'est pas moins féconde que l'analyse pathologique, dont elle part. S'adressant d'abord à l'état morbide, elle se demande s'il ne peut être détruit par un médicament spécifique qui seul aurait une action contre lui. En l'absence malheureusement ordinaire de ce médicament, elle se rejette sur l'acte morbide. Les tendances médicatrices sont-elles bonnes, elle les abandonne à elles-mêmes, en se gardant de les contrarier et de les brusquer ; sont-elles nulles, elle s'efforce de les éveiller ; ne sont-elles pas toutes favorables, elle cherche à décomposer la maladie en ses éléments afin d'y démêler ce qui est bon d'avec ce qui est mauvais, pour l'aider ou pour le combattre, suivant les cas. En l'envisageant dans cette

---

[1] *Essai sur la doctrine des éléments morbides.* (*Montpellier médical,* tom. V, pag. 193.)

dernière application très-importante, mais qui n'est qu'une partie de son rôle général, elle constitue ce qu'on a appelé méthode analytique. Une pareille dénomination a son mauvais côté ; elle peut faire croire que l'analyse est uniquement applicable à la méthode thérapeutique désignée sous son nom, tandis que son intervention est beaucoup plus générale. Mais elle est tellement consacrée par l'usage, que, n'ayant point d'autorité pour la remplacer, nous nous contenterons d'émettre, en passant, ces réflexions.

Présidant à la fois au diagnostic et à la détermination des indications thérapeutiques, l'analyse suit, dans cette double étude, une marche tout à fait inverse. Dans la détermination du diagnostic, elle prend pour point de départ de ses opérations les symptômes et les lésions, pour remonter, par eux, à leur cause prochaine qui en fixe la signification ; souvent même elle recherche la cause de cette cause, jusqu'à ce que ses investigations soient arrêtées par l'inconnu. C'est ainsi qu'elle tend à remonter d'une céphalalgie, je suppose, à un embarras gastrique ; de l'embarras gastrique à une pyrexie, par exemple, ou à la présence de vers dans le tube gastro-intestinal, ou enfin à une tumeur de l'estomac subordonnée à la diathèse cancéreuse. En parcourant une pareille voie, elle suit de degré en degré la chaîne de la pathogénie, et part du symptôme pour atteindre à l'affection essentielle, cause première de tous les désordres, laquelle est elle-même une modification anormale de la force de la vie.

Telle est notre marche, avons-nous déjà écrit quelque part, dans la détermination du diagnostic complet. Dans celle des indications thérapeutiques, nous suivons une direction radicalement contraire. Tout à l'heure nous remontions des symptômes vers l'affection, maintenant nous descendons de l'affection vers le symptôme. C'est l'affection que d'abord nous envisageons. Avons-nous contre elle un moyen direct d'action ? Avons-nous un remède qui puisse la détruire en bloc et dont l'expérience nous ait manifesté les bons effets? Si oui, c'est le cas le plus heureux : puissante est alors la main du médecin ; si non , nous sommes contraints de descendre d'un cran dans la filière pathogénique et de nous attaquer, à défaut de l'affection elle-même, à sa première conséquence et à sa manifestation la plus directe. Alors, entre l'affection et le symptôme , nous trouvons des *éléments* qui constituent un certain nombre de types communs., sous lesquels se révèlent d'ordinaire le plus grand nombre des affections. En ce deuxième cas , notre thérapeutique est déjà plus douteuse et moins efficace que dans le premier ; mais elle peut être encore fréquemment très-utile. Enfin, si l'élément est inattaquable, s'il n'est pas avantageux que nous nous en prenions à lui, si nous ne pouvons pas le déterminer d'une manière assez précise, s'il y a urgence , il nous reste le symptôme : nous sommes descendus au dernier degré de l'échelle. Notre rôle est bien modeste ; cependant nous avons encore ici à intervenir , rarement peut-être pour guérir, mais souvent pour soulager.

Tout à l'heure, en formulant le diagnostic , nous passions de la céphalalgie à l'embarras gastrique , de l'embarras gastrique à une production hétéromorphe dans les parois de l'estomac , de cette lésion à la diathèse cancéreuse. Pour établir les indications thérapeutiques, il faut suivre une marche inverse et revenir sur nos pas. Qu'avons-nous à faire? Rien contre la diathèse cancéreuse, rien ou pas grand'chose contre sa manifestation matérielle dans les tuniques stomacales, très-peu contre l'embarras gastrique ; — les évacuants risqueraient d'aggraver le mal effectué par la production hétéromorphe. — Reste la céphalalgie à calmer : nous diminuerons peut-être les souffrances du malade , rien de plus.

Il va sans dire que nous avons choisi un des cas les plus malheureux qui puisse exister, dans le but seul de bien marquer les diverses étapes du diagnostic et du traitement.

Le diagnostic et la thérapeutique forment donc une échelle ascendante et descendante, analogue, à quelques égards, à la célèbre échelle de Bacon. Le symptôme est le premier échelon du diagnostic et le dernier de la thérapeutique.

Si l'examen comparé de la méthode du diagnostic et de celle de la thérapeutique nous a été utile, il en sera de même d'une nouvelle comparaison que nous allons établir entre la thérapeutique et l'étiologie. Toutes les deux, en effet, reposent sur des rapports de causalité difficiles à saisir et qui ont entre eux beaucoup de similitude.

En étiologie, on admet différents ordres de causes; ce sont, entre autres : les causes efficientes, dont l'action est nécessaire; les causes déterminantes, puissantes à produire un seul effet, mais auxquelles cependant l'économie peut être réfractaire; les causes occasionnelles enfin, dont l'efficacité est subordonnée à une prédisposition qu'elles se bornent à mettre en jeu.

Voyons maintenant ce qui se passe dans le domaine de la thérapeutique.

Tout d'abord, la guérison d'une maladie peut être spontanée de même que sa naissance, et n'être due à aucune impulsion venue du dehors.

L'agent thérapeutique qui correspond à la cause efficiente, c'est le remède purement physique ou purement chimique, ou plutôt même ce n'est pas un vrai remède, c'est le couteau qui coupe la corde d'un pendu, c'est le liquide qui neutralise et détruit un caustique ou un poison avant qu'ils aient pu produire leurs funestes effets.

Mais en dehors de ces faits d'un ordre bien déterminé, le remède n'a point d'effet nécessaire; son action est subordonnée aux dispositions de l'organisme vivant.

Or, le remède et l'organisme vivant se trouvent vis-à-vis l'un de l'autre dans deux conditions différentes. Comme la cause morbide, l'agent thérapeutique peut être déterminant ou occasionnel.

L'agent thérapeutique déterminant, c'est le médicament spécifique. Pas plus que la cause déterminante, le remède spécifique n'a d'effets assurés ; son efficacité dépend non pas seulement de lui-même, mais de l'impression produite sur l'économie. Or, cette impression est contingente. L'absorption du remède, par exemple, ne se fait pas toujours ; mais, alors même qu'elle a lieu, le dynamisme peut rester totalement réfractaire à la sollicitation dirigée sur lui. Au point de vue de leur action, le virus syphilitique et le mercure se mettent donc sur une même ligne, comme l'effluve paludéen et le quinquina. De même que, malgré un coït impur, on peut ne pas prendre la vérole, malgré le mercure on peut la garder. Tout individu qui, traversant un marais, est soumis à l'influence des effluves marécageux, ne contracte pas la fièvre intermittente ; tout individu qui, l'ayant contractée, prend du quinquina, n'en guérit pas.

Ce qui résiste à la cause morbide, ce qui résiste à l'agent thérapeutique, c'est le dynamisme vivant.

Enfin, le remède peut être uniquement occasionnel. Son action est alors de provoquer les mouvements vitaux dans le sens où ils paraissent le plus favorables. S'adressant à l'acte morbide, il excite et soutient la réaction médicatrice lorsqu'elle est heureuse, ou cherche à en faire naître une autre antagonistique, lorsque la première paraît mal dirigée. Quand tout va au pire, il détermine une perturbation hasardeuse dont cependant, on l'espère, le bien a plus de chance de sortir que le mal. Mais en ces divers cas le remède est loin d'être uniquement responsable des effets obtenus. Souvent il n'est qu'un simple prétexte à d'énergiques mouvements vitaux spontanés, souvent même il est radicalement inefficace, et l'activité médicatrice fait tout à elle seule. On a vu des superpurgations considérables être consécutives aux plus doux laxatifs et se montrer même à la suite de médicaments destinés à produire un effet différent et même contraire.

Ce n'est pas seulement dans leurs vérités, c'est encore dans leurs erreurs que l'étiologie et la thérapeutique se donnent la main. De même qu'il n'est pas d'absurdité qu'on n'ait invoquée et qu'on n'invoque encore pour expliquer la production des maladies, il n'en est aucune non plus à laquelle on n'ait cherché à attribuer leurs guérisons. Le motif de ces deux genres d'illusions est toujours le même; c'est le chétif amour-propre de l'homme, son intérêt, la cristallisation dans ses petites idées, la présomption de juger avec assurance alors qu'il devrait douter et réfléchir. C'est chez les uns la tendance exagérée à n'admettre que ce qu'ils voient, et chez les autres à ne croire que ce qu'ils ne voient pas, la crédulité des sens ou la crédulité de la raison; c'est la fâcheuse disposition de notre esprit, signalée par nous dès le début de ce travail, qui nous égare dans la recherche de la cause, confond les rapports de succession avec ceux de causalité, et qui a rendu tant de générations tremblantes devant la pernicieuse influence du vendredi, du nombre 13 et des salières renversées; c'est, en un mot, le sophisme qui a rendu l'humanité tour à tour si sotte et si cruelle, qui lui a fait tantôt dresser de stupides autels ou allumer d'effroyables bûchers, le sophisme, l'exécrable sophisme : *Post hoc, ergo propter hoc.*

Nous en avons terminé avec les méthodes générales qui président à la thérapeutique. C'est par elles que le médecin combine, en quelque sorte, les opérations du siége de la maladie. Il ne lui reste plus ensuite qu'à choisir le matériel et à le faire agir. Les indications sont connues, il faut rechercher les agents destinés à les remplir.

Les conquêtes de la science viennent de deux sources : le hasard et l'expérimentation. Nous ne voulons rien dire ici du hasard, si ce n'est que ses caprices pour aboutir à des résultats fructueux réclament toute l'activité de notre intelligence. Il n'est qu'une cause occasionnelle du progrès, jamais une cause efficiente. Avant Archimède, la plupart des humains, je l'espère, s'étaient mis au bain, et aucun n'avait eu lieu d'en sortir précipitamment en criant : J'ai trouvé !

Quand nous avons parlé jusqu'ici de l'expérimentation, nous n'avons point paru la ménager, et cependant, au fond, nous avons en elle une grande confiance. C'est que tout dépend de la direction qui lui est imprimée. Il y a en réalité deux expérimentations.

L'une, qui est déjà pour nous une vieille connaissance, dit : la raison a été donnée à l'homme pour le faire déraisonner, et spécialement toute théorie médicale est fausse. L'empirisme et la méthode numérique peuvent seules nous offrir des chances sérieuses d'acquérir des certitudes.

Ce système, car de gré ou de force il faut avouer que c'en est un, aujourd'hui en est au râle. Nous l'avons d'ailleurs assez maltraité jusqu'ici, pour le laisser maintenant jouir en paix des dernières heures de son agonie.

Nous allons donc envisager l'autre expérimentation, l'expérimentation raisonnée et seule raisonnable. A elle l'honneur de nombreuses découvertes; mais elle doit pour cela obéir à des règles qu'il nous faut préciser.

Quand on a voulu savoir si, dans l'intéressant monde des acides, l'acide sulfurique chasse véritablement l'acide carbonique de ses composés, on a eu tout pouvoir sur l'objet de l'expérimentation et on a pu le détruire avec une douce quiétude de l'âme. Tous les jours même, si cela plaît et si l'on ne craint pas d'être responsable du temps perdu, rien n'empêche le premier venu de verser quelques gouttes de l'acide énergique sur de la craie, pour savoir si la loi de leur réaction tient encore. Personne de même n'a songé à faire un reproche à celui qui le premier a contraint la potasse à se décomposer sous ses yeux.

L'expérimentation sur les bêtes, souvent très-utile, a déjà moins ses coudées franches. Sans être quaker et sans appartenir à la moindre Société anglaise pour la protection desdites bêtes, on doit quelque peu réfréner le zèle de ceux qui, suivant l'expression spirituellement rappelée par M. Dubois (d'Amiens),

..... Sur les animaux
Se font un chimérique empire.

Il faut les engager à ne pas trop se laisser entraîner par leur habitude et à n'entasser cadavres et cris de douleur que dans un but vraiment sérieux. Si la destruction oisive de la craie par l'acide sulfurique constitue un passe-temps à peu près innocent, en est-il de même de celle des chiens, des lapins, ou même de celle des mouches, qui récréait si fort Domitien?

L'expérimentation remonte-t-elle jusqu'à l'homme, d'immenses précautions deviennent alors un devoir impérieux. Ici, la première condition de toute tentative légitime est de ne pas détruire celui qui en est le sujet, et même de ne lui nuire en aucune façon, alors même que d'un préjudice porté pourrait dépendre une radieuse invention. On a poussé sans injustice des cris d'indignation contre Magendie s'exerçant sur la rétine humaine, pour savoir si elle était douée de sensibilité générale ; mais il n'y a pas qu'une aiguille à cataracte qui puisse léser notre organisme. Pensez-vous que la saignée, les drastiques, l'arsenic et la strychnine entre autres *remèdes*, soient toujours innocents? Si telle n'est pas votre opinion, c'est-à-dire, si vous êtes sain d'esprit, vous n'aurez pas le droit de les essayer à l'aveugle, uniquement pour faire de longues statistiques et de gros livres.

Ainsi donc, respect pour la vie de l'homme : telle est la devise qui doit être inscrite sur la bannière de chaque expérimentateur. De là, pour tout essai thérapeutique, deux conditions fondamentales : la connaissance des besoins médicateurs de l'organisme et celle du remède à employer.

Si tout marche convenablement, si les tendances de la nature paraissent bonnes, pourquoi risquer de les troubler par une intervention turbulente ? Le médecin est l'ami et non le jaloux de la nature. Que lui importe de ne pas être la cause de la guérison, si celle-ci s'effectue !

Quant au remède, une précaution précède toute expérimentation, c'est l'étude complète préalable de son mode d'action. S'il a déjà été employé, il y a obligation de s'enquérir des résultats obtenus, des inconvénients signalés et des effets, enfin, qui en sont la conséquence ordinaire. Est-il complètement nouveau, on doit rechercher, avant tout, ses analogies physiques ou chimiques avec les autres remèdes dont les effets sont connus ; il faut, ensuite, se convaincre de son innocuité par des tentatives faites sur les animaux, puis sur l'homme sain, et dans ce dernier cas, à des doses primitivement faibles et qui ne puissent nuire. D'ailleurs, s'il y a quelque danger possible, nous avons tous sous la main quelqu'un sur lequel nous avons plus de droit que sur le plus pauvre sujet d'un hôpital ; ce quelqu'un, c'est nous-même. Mieux vaudrait cent fois, dans un cas malheureux, léser son estomac que sa conscience.

Mais ce n'est pas seulement par action que l'expérimentation peut pécher, c'est encore par omission. Que si, dans un cas donné, la thérapeutique nous fournit un remède suffisant d'ordinaire, pourquoi l'abandonner pour en rechercher un incertain ? Pourquoi prendre pour modèle ce chien de la fable dont le sort piteux nous a fait sourire depuis notre enfance, et qui tenant dans sa gueule une bonne proie, la laisse choir dans l'eau, pour en saisir l'ombre ? Que d'ombres vaines poursuivies ainsi en thérapeutique !

Si le respect pour la vie de l'homme oblige l'expérimentation à n'être ni témérairement active, ni inactive par omission, celui de la science exige encore davantage : il veut qu'elle soit rationnelle. Alors même qu'elle n'offre aucun danger, elle doit avoir toujours un mobile sérieux. Telles seront, entre autres, des analogies véritables avec des remèdes reconnus avantageux, analogies qui reposeraient, je suppose, sur une conformité de propriétés physiques ou chimiques. Tels seraient encore d'anciens faits à revoir et des traditions populaires respectables à contrôler. Prendre au hasard, dans le premier flacon venu d'une pharmacie, la première drogue qui tombe sous la main, pour instituer des expériences, comme on le dit pompeusement, est une absurdité sans nom qui compromet la science, alors même qu'elle n'attente point à la vie d'un malade. Il est impossible de se souvenir, sans en rougir pour l'esprit de l'homme, de toutes les divagations qui ont souvent faussé l'expérimentation. Faut-il, pour ne prendre qu'un exemple, rappeler cette belle conception par laquelle on avait voulu astreindre la Providence à sculpter les diverses parties des plantes sur le modèle des organes auxquels elles devaient servir de panacée, ou tout au moins à colorer leur suc à l'image de quelque *humeur peccante !* Idée lumineuse qui fit la gloire de la pulmonaire et du suc de carotte, ces hautes célébrités médicamenteuses qui, pour s'être réfugiées aujourd'hui dans la pratique des commères, n'en conservent pas moins leurs chauds partisans.

Hélas ! qui te reconnaîtrait au milieu de ces folies, esprit de l'homme, toi que :

Ille opifex rerum, mundi melioris origo,
Finxit in effigiem moderantum cuncta deorum.

Nous venons de voir les précautions grâces auxquelles l'expérimentation est permise ; pour que ses résultats soient consacrés, il faut un concours de nouvelles_conditions qui ne sont ni moins nombreuses, ni plus faciles à remplir.

Comment apprécier un agent thérapeutique? Par ses effets, répondra-t-on ; s'il est bon, il doit guérir; s'il est mauvais, il doit nuire. Mais souvent un remède favorable demeure insuffisant à faire le bien, et un remède défavorable insuffisant à faire le mal. De là l'immense obscurité qui enveloppe la médecine pratique et qui, prenant sa source dans une fausse appréciation des rapports de causalité, a entassé un chaos d'erreurs tel, qu'il n'en existe certainement nulle part ailleurs un plus considérable.

Les obstacles qui s'opposent à la connaissance des réalités thérapeutiques ne sont pas identiques en tous les cas. Certains remèdes font suivre leur administration de phénomènes organiques manifestes, aussi bien pendant l'état de santé que pendant celui de maladie. D'autres, au contraire, possèdent peu ou point d'action physiologique, et durant la maladie ne révèlent leur intervention, alors même qu'elle existe, par aucun caractère spécial. Ainsi, administrez de l'ipécacuanha, et vous aurez d'ordinaire des conséquences promptes et énergiques. Faites prendre du mercure, et ses effets pourront demeurer, longtemps du moins, très-silencieux.

Or, lorsqu'un remède a une action physiologique reconnue, la première condition — je ne dis point la condition *sine qua non* — pour que sa vertu thérapeutique soit constatée dans un cas déterminé, c'est qu'il ait produit dans ce cas cette action physiologique. Ainsi, nous avons administré un purgatif; pour démêler la part qui lui revient dans la guérison obtenue, nous nous demanderons tout d'abord s'il a ou non produit une évacuation. En l'absence de cette dernière, il n'est pas impossible que le purgatif ait été avantageux au malade, en agissant autrement qu'à l'ordinaire; mais nous aurons grand'peine à le constater. Si de même vous traitez un hydropique par le nitre, avant

d'admettre formellement les résultats heureux de votre médication, vous aurez à voir, en premier lieu, si les urines ont été ou
non augmentées. Dans l'appréciation des effets des substances
qui ont peu d'action physiologique apparente, nous manquons
d'une pierre de touche importante au premier chef. Aussi ne
doit-on les accepter qu'avec réserve, et après un nombre considérable de faits bien contrôlés.

Des deux grandes méthodes thérapeutiques, la méthode spécifique est celle dont les agents, impressionnant directement
l'état morbide, se comportent le plus silencieusement et manifestent le moins leurs effets par des signes extérieurs. Ainsi,
l'iode et le mercure, par exemple, sont fréquemment ingérés
pendant un assez grand nombre de jours, sans que l'on note des
phénomènes qu'on puisse leur rapporter. Le quinquina a une
action physiologique, mais elle est souvent assez faible, et elle
n'est point indispensable à la guérison.

Ce n'est pas tout. Quoique toute médication soit en somme
empirique et que l'expérience soit le critérium nécessaire de
toute thérapeutique, il est un grand nombre de cas dans lesquels
l'esprit peut saisir un lien entre la nature de la maladie et les
effets du remède. Ainsi, la fièvre inflammatoire est sthénique, et
la saignée, son traitement fondamental, est asthénique. La recherche de pareils liens entre la maladie et son remède peut bien
donner lieu à de fausses hypothèses ; mais quand elle est bien
dirigée et qu'elle aboutit à des résultats précis, elle offre à l'esprit une preuve fort satisfaisante. Or, les liens qui unissent les
médicaments spécifiques aux maladies, sont mystérieux et tout
à fait insaisissables.

Il suit de ces deux ordres de considérations que les remèdes
spécifiques sont ceux dont la réalité thérapeutique est surtout
difficile à apprécier. On ne sera donc point étonné que leur
acquisition ait été ardue entre toutes et ait entraîné un plus

grand nombre d'erreurs. Combien est longue la liste de ceux que l'on a exaltés à toutes les époques ! Combien est courte la liste de ceux que l'expérience a définitivement consacrés !

La deuxième condition fondamentale pour admettre la vertu réelle d'un agent thérapeutique, s'étend aussi bien aux médicaments spécifiques qu'à ceux qui ne le sont pas. Elle exige que dans le cas où l'on expérimente, les efforts médicateurs de la nature ne soient pas suffisants pour amener d'eux-mêmes le retour à la santé, ou tout au moins que sous l'influence du remède, la guérison soit notablement plus prompte, ou enfin que l'on ait noté des complications nuisibles à la curation spontanée. En dehors de ces circonstances ou d'autres analogues, il nous paraît impossible de pouvoir affirmer avec quelque certitude qu'un agent thérapeutique a été utile, chez un sujet déterminé. Procède-t-on d'ordinaire avec une pareille circonspection ? Non, et bien loin de là. Trop souvent, il suffit à l'expérimentateur de constater, à la suite de l'administration d'un médicament, la cessation d'un état pathologique, pour qu'il le proclame ayant guéri. Un remède n'est tenu qu'à ne pas faire autant de victimes que d'apparitions pratiques, pour être vanté comme sauveur. C'est ainsi que la saignée, qui ne tue pas tous les sujets atteints de fièvre typhoïde, même adynamique, a été regardée comme le traitement obligé de cette grave pyrexie. C'est ainsi encore qu'on a préconisé, au nom de l'expérience, plus de deux cents remèdes contre le choléra épidémique, et qu'on a été jusqu'à vanter contre lui la strychnine et l'opium à doses toxiques. Il faudrait une maladie et un médicament bien terribles tous les deux, pour que de leur association résultât nécessairement le trépas de tous les sujets qui y seraient exposés. Supposez que quelques-uns seulement en échappent, voilà aussitôt, pour un esprit prévenu, des faits à l'appui du remède.

Serait-ce donc être trop exigeant que d'engager tous les expérimentateurs à faire une séparation bien nette entre les maladies qui guérissent d'ordinaire d'elles-mêmes, et celles qui n'ont pas tant de bonne volonté. Il suffirait alors de faire appel à leur véracité, dont je ne doute pas, pour qu'ils vinssent proclamer eux-mêmes dans laquelle de ces deux catégories d'états pathologiques se rangent le plus grand nombre de ceux dont ils s'attribuent la guérison. Nous croyons avoir une quantité considérable de médicaments efficaces contre les maladies aiguës ; nous reconnaissons, au contraire, notre impuissance contre bien des maladies chroniques. Ne pourrait-on pas trouver une explication de ce contraste : les maladies aiguës évoluent promptement d'habitude, tandis que les maladies chroniques ont un funeste penchant pour le *statu quo*. Qu'il nous soit permis de hasarder à ce propos une comparaison assez bizarre. Si nous poussions en avant une charrette bien chargée, attelée de deux bœufs robustes contractant leurs muscles dans le même sens que nous, à qui, de nous ou des bœufs, faudrait-il attribuer le mouvement ? C'est un précieux concours que celui de la nature médicatrice, quand elle veut bien nous seconder, ou plutôt quand nous savons nous-mêmes connaître ses tendances et les favoriser.

Il faut donc, au point de vue de l'expérimentation, séparer nettement les maladies qui guérissent ordinairement d'elles-mêmes, et celles qui tendent à persister et à empirer. Dans les premières, on doit être réservé avant d'admettre l'efficacité réelle des remèdes ; une moindre réserve est nécessaire dans les secondes. Si je lis quelque part la découverte d'un spécifique qui guérit la fièvre catarrhale vers le septième jour, je me permettrai de sourire. Mais si je vois jamais — et plaise à Dieu que je le voie un jour ! — un agent thérapeutique quelconque qui fasse résorber plusieurs tumeurs cancéreuses dûment constatées, je ne resterai pas longtemps incrédule. Il n'est pas besoin de beaucoup d'expériences pour être convaincu du pouvoir souverain du quinquina.

L'intervalle de temps qui sépare l'administration du remède des phénomènes vitaux que l'on veut lui attribuer, est un troisième point fort important pour la sûreté de l'expérimentation. Quand les changements heureux ou malheureux surviennent peu après l'intervention de l'art, il y a là un plus puissant motif de les lui rapporter. Si ces changements sont insolites dans la marche ordinaire de la maladie livrée à elle-même, la présomption favorable augmentera. Si, par exemple, après avoir fait vomir un malade, je constate promptement un retour des fonctions gastriques à l'état normal, j'aurai de graves raisons de penser que le vomitif y aura puissamment contribué. Que si, au contraire, j'ai fait vomir un malade au début d'une fièvre typhoïde et que sa langue se dépouille à la fin de la pyrexie, je serai bien présomptueux de rapporter à mon intervention ce changement heureux. Cette vérité est tellement éclatante qu'il semble y avoir naïveté à la proclamer, et cependant elle ne manque pas d'être maintes fois méconnue dans la pratique.

La quatrième et dernière condition, enfin, qu'exige la consécration définitive des vertus d'un médicament, c'est la multiplicité des observations qui témoignent en sa faveur. Il faut placer une sanction aussi importante au-dessus des prétentions personnelles d'un individu et même de celles d'un système. Lorsqu'une autorité suffisamment grave proclame les bienfaits d'une médication, sachons également nous méfier d'une condescendance aveugle et d'une prévention outrée. Attendons, pour confirmer notre conviction, de nouvelles expériences faites par d'autres hommes imbus d'idées différentes, et lorsque l'occasion se présente, tentons nous-mêmes de sages essais. Avant de canoniser un de ses saints, l'Église catholique exige de nombreuses conditions et surtout un délai prolongé ; imitons cette prudence, nous surtout qui ne pouvons point prétendre à l'infaillibilité, quand il s'agira de canoniser, si l'on me passe le mot, un médicament. Ainsi circonspecte et réservée, la science, je l'avoue, progresse lentement; mais mieux vaut cent fois marcher de cette manière qu'à la façon des écrevisses.

Ici va se terminer notre tâche. Nous avons cru utile d'étudier l'immense préjudice que de vicieux raisonnements ont exercé sur les progrès de la thérapeutique, et nous avons signalé succinctement les illusions dégradantes qu'ils ont accumulées. Convaincu de remplir un devoir, nous n'avons pas craint de dévoiler toute notre pensée avec une rude franchise. Comment, en effet, ne pas trembler devant les dangers d'une thérapeutique erronée dans ses principes, lorsque la thérapeutique la plus rationnelle est parsemée d'écueils? L'art a pour fondements des faits dont l'observation est hérissée de difficultés. Il a constamment en vue l'appréciation de phénomènes souvent obscurs dans leur origine, obscurs dans leur marche, obscurs dans leurs tendances. Les actes de l'organisme sont complexes et variables, les secrets de la vie difficiles à pénétrer, et ceux de la maladie plus difficiles encore. Que de chances d'erreur! Le médecin peut-il toujours se flatter d'entendre la voix de la nature, de ne pas dépasser dans son intervention la mesure des besoins qu'elle manifeste, et de l'atteindre? Ne pourra-t-il pas prendre pour mauvais ce qui est bon, pour bon ce qui est, au contraire, détestable et funeste? Telle crise heureuse s'annonce par les plus effrayants symptômes, et on cherche à l'enrayer; tel mouvement médicateur favorable, auquel on met obstacle malencontreusement, se préparait au milieu du plus complet silence. Enfin, la plus grande obscurité entoure les effets de la thérapeutique. Ses armes sont à deux tranchants; si l'un est utile, l'autre blesse souvent. La médication la plus rationnelle échoue, et le traitement le plus absurde, s'il ne garrotte pas complètement l'énergie vitale — et Dieu merci cela est difficile,

— peut souvent être suivi d'un succès,... Ah ! si vous faites la part de la faiblesse de l'esprit de l'homme et des difficultés de la science, il ne vous étonnera plus, cet océan de vaines illusions où a si fréquemment sombré le vaisseau qui porte notre science.

Le remède à tous ces malheurs accumulés par une thérapeutique impatiente et inexpérimentée, consiste à nous enfermer, avec une réserve prudente, dans un sentiment de résignation sur les limites de notre art. Non pas que nous conseillions ici une résignation lâche, manteau de la paresse et du découragement, mais bien au contraire celle qui, tout en espérant en l'avenir et travaillant au progrès, voit le présent, non tel qu'il pourrait être, mais tel qu'il est. Que cette pensée nous pénètre profondément : mieux vaut s'abstenir que nuire. C'est souvent trop pour la nature, d'une seule charge ; pourquoi lui en faire porter deux : celle du mal et celle du remède ? Ne méritons donc pas le reproche formulé par Desbois (de Rochefort), mais plutôt rappelons-nous, pour les méditer, ces mémorables paroles de Grégory : Quand je suis sorti de l'Université, je connaissais vingt remèdes au moins pour chaque maladie ; maintenant que j'ai vécu, il y a plus de vingt maladies pour lesquelles je ne connais pas de remèdes. Aussi, que de fois les praticiens formés par les ans et l'expérience n'en sont-ils pas réduits avec amertume à répéter l'épigraphe célèbre que Corvisart a placée à la tête de son livre sur les Maladies du cœur : *Hœret lateri lethalis arundo !* Que de fois, en effet, le trait funèbre, celui que nous ne pouvons arracher, s'est enfoncé non-seulement dans le cœur, mais encore dans les autres parties du corps humain !

Que ces difficultés cependant, que cette insuffisance trop fréquente de l'art n'arrête point notre courage. A côté des erreurs et des illusions qui ne lui appartiennent pas en propre, la thérapeutique contient, nous l'avons démontré, de splendides réalités.

A elle le pouvoir de surveiller, de contenir, de rectifier, de réveiller et de réprimer l'activité médicatrice de la nature. A elle encore le pouvoir bien plus grand encore d'aller parfois droit au mal, pour lutter contre lui et le tarir dans sa source. Quel apanage pour l'homme, et pour lui quel légitime orgueil ! Ce n'est plus le règne sur la nature brute et sur les êtres vivants inférieurs; ce n'est plus seulement la royauté de la création, c'est l'empire sur son roi. L'homme souffre, et il nous est donné de le soulager; il va mourir, et par nous il vivra. Il y a un art de tuer. Il est chanté par les poètes, les peintres prodiguent toutes les splendeurs de leur palette à retracer ses exploits, ceux qui s'y adonnent sont comblés d'honneurs et de dignités ! Le labeur de notre vie n'aboutirait-il qu'à conserver une existence, le sort de ceux-là ne nous ferait point envie. Oh ! si nous n'étions pas enfermés dans l'étroit horizon de nos petits préjugés, nous ne serions pas étonnés que la médecine fasse si peu ; nous serions glorieux de tout ce qu'elle fait. Délivrés de cette impatience fiévreuse qui, rêvant en un jour un progrès sans limites, retarde bien souvent un progrès réel, nous ne renverserions pas des doctrines certaines pour créer des systèmes éphémères. Nous échapperions pour jamais au danger de cette funeste alternative : d'omettre le bien que nous pourrions faire, ou de faire le mal que nous voudrions éviter.

Notre conviction inébranlable en la réalité de la thérapeutique nous a inspiré le courage d'appliquer à son examen les plus impitoyables rigueurs du criticisme moderne. Ce génie d'analyse sceptique, cruelle, négative et quelque peu railleuse que notre siècle a porté dans les divers domaines de l'esprit humain, nous a toujours paru, malgré ces excès, moins dangereux et plus salutaire qu'il ne le semble à certains fanatiques de la tradition. Nous sommes convaincu que, dans la médecine par exemple, elle peut avoir, elle aura, si elle est sagement mise en jeu, les plus heureuses conséquences. On épuise ses forces à renverser ce qui est inébranlable, et l'on détruit plus aisément bien des préjugés. On émonde en quelque sorte l'arbre de la science de branches mortes et de lierres parasites étrangers à la vie propre du tronc. La science d'Hippocrate m'apparaît aussi belle que les majestueuses statues de l'antiquité, mais je ne saurais regretter un lavage qui peut débarrasser sa mâle simplicité et sa pureté primitive de bien des souillures et d'ornements inutiles et disparates. En présence de négations téméraires, sans me croire des plus forts, je laisserai se scandaliser les faibles. La condition réelle du développement de la vérité, le stimulus qui pousse l'esprit humain à la découvrir, c'est d'abord l'erreur, c'est encore mieux le doute. N'ayons donc pas trop de crainte de faire passer les dogmes les plus utiles et les plus féconds sous l'examen le plus impitoyable. Usons surtout de cette méthode là où les vérités sont les plus complexes et d'origines les plus diverses, là où viennent se donner la main le contingent et le nécessaire, le physique et le moral, l'esprit et la chair ; là où se confondent les méthodes des diverses sciences. Dans le domaine thérapeutique, au sanctuaire du temple, le scepticisme, l'examen, la négation m'ont paru d'une rigoureuse nécessité, et cela dans l'intérêt même de l'affirmation et de la doctrine. Hélas ! combien n'a-t-on pas vu de jeunes praticiens doués d'une assez heureuse imagination pour inventer un harmonieux édifice et en dessiner les moindres détails, qui, partis avec une confiance en quelque sorte aveugle en leur art et leur œuvre, ont rencontré au milieu de leur carrière le découragement et un doute d'autant plus invincible et amer qu'il était tardif. Apprenons à douter, pour savoir affirmer prudemment, sans avoir plus tard à revenir en arrière ; apprenons à douter, pour acquérir ce qu'il y a de plus respectable et de plus fécond en ce monde, cette foi raisonnable qui peut faire des miracles,..... même en médecine.